2020

武汉市居民健康素养

监测报告

WUHANSHI JUMIN
JIANKANG SUYANG
JIANCE BAOGAO

伍春燕　黄远霞　李毅琳◎主编

长江出版传媒　湖北科学技术出版社

图书在版编目（CIP）数据

2020武汉市居民健康素养监测报告 / 伍春燕，黄远霞，李毅琳主编. -- 武汉：湖北科学技术出版社，2021.11

ISBN 978-7-5706-1713-5

Ⅰ. ①2… Ⅱ. ①伍… ②黄… ③李… Ⅲ. ①居民—健康教育—卫生监测—研究报告—武汉—2020 Ⅳ. ①R193

中国版本图书馆CIP数据核字（2021）第234865号

责任编辑：王小芳　　　　　　　　　　　　封面设计：曾雅明

出版发行：湖北科学技术出版社　　　　　　电话：027-87679468

地　　址：武汉市雄楚大街268号　　　　　　邮编：430070

　　　　　（湖北出版文化城B座13-14层）

网　　址：http://www.hbstp.com.cn

印　　刷：武汉鑫佳捷印务有限公司　　　　　邮编：430205

787×1092　　1/16　　7.25印张　　　　　　140千字

2021年11月第1版　　　　　　　　　　　2021年11月第1次印刷

定价：58.00元

本书如有印装质量可找本社市场部更换

2020年武汉市居民健康素养监测报告
编委名单

主　审：李　刚　李俊林

主　编：伍春燕　黄远霞　李毅琳

副主编：钟　晴　梅　欣　卢艳华　张志峰

编委（按姓氏首字母顺序排列）：

陈　嫚　陈娅雯　杜　珍　方家臻　范合群　胡艳芳　胡成华　候艳红

姜　丹　刘　识　刘立平　李海燕　李　梅　李月荣　龙　舟　李春秀

彭　丽　潘　婷　裴红兵　饶继美　任　莹　税靖霖　王　磊　万礼慧

王红霞　吴亚琼　熊丽娜　徐　涵　辛艳芳　徐丹丹　叶子纯　杨微微

余树坤　杨　莹　钟　庆　张　玲　曾凡杰　周　畅　朱　然

序　言

预防疾病，追求健康是人类的永恒话题，也是医学研究发展的终极目的。中国早在3000多年前，就有关于如何预防疾病、获取健康的记载，譬如《易经》中提到的"君子以思患而预防之"，唐代名医孙思邈云：上工治未病之病，中工治欲病之病，下工治已病之病"，而政治家管仲已懂得"起居时，饮食节，寒暑适，则身利而寿命益；饮食不节，寒暑不适，则形体累寿命损。"《黄帝内经》亦云：正气存内，邪不可干；顺四时而适寒暑，春夏养阳，秋冬养阴，以及节制饮食，适区劳逸，节制房事，锻炼身体，摄养精神等。从这些著名的防病论断能看出，从古至今，人类一直以来都在探索实践利用健康信息和服务，以维护和促进自身健康的能力，他们所推崇的上医之境，也就是我们如今所指的健康教育专家和疾病防控专家的职责，本书所研究的主题：提升居民健康素养。

古人不见今时月，今月曾经照古人！千年之后的现代中国，从《"健康中国2030"规划纲要》提出到2020年居民健康素养水平达到20%，2030年30%的目标，到《"健康武汉2035"规划》2030年武汉市居民健康素养水平达到35%，到2035年提高到40%的目标。从中央到地方，党和政府对居民健康素养的期待提到了前所未有的高度。历史上没有任何一个时期比现在更加重视健康教育，贯彻"预防为主"的卫生健康方针比任何时期都更迫切和重要，而提高居民健康素养正是实现"健康中国"宏愿的制胜法宝。人民日报时评称健康素养是国民素质的重要标志。提升健康素养，是提高全民健康水平最根本、最经济、最有效的措施之一。当全社会健康素养水平越来越高，才能托举起健康中国。这样的要求既是机遇，也充满挑战，它赋予了不同的时代不同内涵，在今天的中国，既包含了一个国家和民族至高无上的人民利益，也对疾病预防控制工作者提出了更高要求和新的期待，更为健康教育从业者展开新的画卷，用知识和行动去添上浓墨重彩的一笔！

厚积而薄发，本书以《2020年武汉市居民健康素养监测报告》为题付梓，用准确的数字、清晰的图表、科学的文字……将2018—2020年武汉市居民健康素养状况、趋势分析以及未来提高居民健康素养的方向浓缩在书纸页间，虽不够全面，却足够专业，虽不够完美，但足够真诚……因为这本书倾注了近几年全市健康教育工作者辛勤的汗水和心血，守护人民健康的使命感和责任感，以及实现"健康武汉"的伟大梦想，更凝聚了每一位无条件配合健康素养调查、用行动默默支持科学研究的普通老百姓的深情厚谊，而这些弥足珍贵！

如果此书能为政府及社会各界带来一些有关健康的思考和参考，给未来的疾控人留下珍贵的借鉴史料，甚慰！

编　者

目　录

摘　　要

一、背景与目的

健康素养是指个人获取和理解基本健康信息和服务，并运用这些信息和服务做出正确决策，以维护和促进自身健康的能力。健康素养既是健康教育和健康促进的目标，也是评价公民健康素质、衡量健康教育和健康促进工作结果或产出的重要指标。《"健康中国 2030"规划纲要》提出到 2020 年居民健康素养水平达到 20%；《健康湖北 2030 行动纲要》提出 2020 年我省居民健康素养水平达到 25%；《"健康武汉 2035"规划》提出 2030 年武汉市居民健康素养水平达到 35%。为了解武汉市居民健康素养的水平和影响因素，发现健康素养较低的重点人群、重点地区和重点方面等，为针对性干预以提高武汉市整体健康素养水平提供参考依据。

二、调查方法与内容

采用多阶段分层随机抽样方法进行。第一阶段：在全市随机抽取 6 个行政区 24 个街道 44 个监测点；第二阶段：每个监测点中随机抽取 40 ～ 65 个家庭并分配 KISH 表代码；第三阶段：调查员在每个抽中的家庭户内，收集家庭成员信息，按照 KISH 表方法随机抽取 15 ～ 69 岁常住人口 1 人开展调查。采用 2020 年国家统一的《全国居民健康素养监测调查问卷》，调查问卷包括基本情况、健康素养内容两个部分。

三、结果

2020 年武汉市居民总体健康素养水平为 28.19%，健康素养包括基本健康知识和理念、健康生活方式与行为以及基本技能三个方面。三个方面健康素养结果显示：基本技能素养最低仅为 26.80%，远低于基本健康知识和理念素养 34.95%，以及健康生活方式与行为素养 35.51%。

2020 年全市居民科学健康观、传染病防治、慢性病防治、安全与急救、基本医疗、健康信息六类健康问题素养水平由高到低依次为：安全与急救素养 59.04%，科学健康观素养 53.12%，健康信息素养 40.31%，传染病防治素养 38.69%，基本医疗素养 32.20% 和慢性病防治素养 29.54%。

城市居民总体健康素养水平为 29.76%，农村为 25.28%，武汉市城市居民健康素养显著高于农村居民；从年龄来看，35 ～ 44 岁年龄组总体健康素养水平最高，为 41.12%；25 ～ 34 岁年龄组次之，为 38.55%；65 岁～ 69 岁组最低，为 15.87%。不同年龄组居民总体健康素养水平不同，差异有统计学意义；文化程度越高，健康素养水平越高；家庭年收入越高，总体健康素养水平越高；从职业来看，医务人员总体健康素养水平最高，为 62.26%，其次是公务员和教师分别为，56.25% 和 50.00%，且均高于其它职业人群，而农民总体健康素养水平（17.80%）远低于其他人群；不患慢性病的居民总体健康素养水平（29.15%）要高于患慢病的居民（23.93%）；且以上差异均有统计学意义。三个方面和六类健康问题素养水平在不同社会人口学特征人群中呈现的特点与健康素养总体水平一致。

以是否具备健康素养作为因变量，以居住地、年龄、文化程度、家庭人口数、家庭年收入、职业、患慢性病情况和自认健康状况作为自变量进行多因素 Logistic 回归分析。结果显示，65 ～ 69 岁年龄组总体健康水平水平低于 15 ～ 24 岁年龄组（*OR*=0.427）。具有大学 / 本科文化程度的居民总体健康素养水平高于不识字 / 少识字者，*OR* 值为 2.992。以家庭年收入为 0 ～ 29999 元作为参考，家庭年收入100000 ～ 299999 元和大于等于 300000 元的居民具备总体健康素养的 OR 值分别为1.867 和 2.012。农民、工人和其他企业人员低于公务员，OR 值分别为 0.404，0.454和 0.321。

对健康素养全部问题的正确率及分布结果显示，回答正确率前 5 位依次为应暂缓给儿童打疫苗情况（88.54%）、出现雷电天气时的正确做法（83.80%）、发生烈性传染病时正确的做法（83.18%）、发现病死禽畜正确的做法（81.26%）、从事有毒有害作业时工作人员的正确做法（81.00%），正确率均超过了 80%。而回答正确率最低的依次是关于肝脏描述（33.29%）、"OTC" 标识知识（34.86%）、全国统一的免费卫生热线电话号码（36.60%）、BMI 如何计算（40.78%）、如何评价BMI 指数（41.83%）。居民回答正确率 >80% 的调查条目为 5 个，占总调查条目的

10%。居民回答正确率在 70%～80% 的调查条目为 15 个，占总调查条目的 30%。居民回答正确率在 60%～70% 的调查条目为 18 个，占总调查条目的 36%。居民回答正确率 <60% 的调查条目为 12 个，占总调查条目的 24%。

2018—2020 年武汉市每年开展了健康素养监测，调查总人数 10044 人，分别为 5205 人、2544 人和 2295 人。在进行历年居民健康素养水平比较与分析前先对性别、年龄因素进行标化。为了便于纵向分析比较，以第六次人口普查数据中武汉市人口构成作为标准人口计算标化率。2018—2020 年武汉市居民健康素养水平分别为 19.29%、23.43% 和 28.19%，标化率分别为 24.88%、25.67%、32.83%。Cochran-Armitage 趋势检验结果显示，健康素养水平呈逐年上升趋势（$Z=8.647$，$P<0.001$），3 年绝对增长量和 3 年增幅分别为 7.95% 和 31.95%。2018—2020 年武汉市居民三个方面素养水平变化不一致，Cochran-Armitage 趋势检验结果显示，基本知识理念和健康生活方式与行为素养水平总体呈上升趋势，基本技能素养水平总体呈下降趋势。调查对象基本健康知识和理念素养水平高峰为 2019 年的 43.83%，2020 年与之相比虽有下降，但仍比 2018 年有所提高，总体呈上升趋势，经标化后 3 年绝对增长量和 3 年增幅分别为 0.56 % 和 1.46 %；健康生活方式与行为素养水平从 2018 年的 17.29% 上升到 2020 年的 35.51%，呈逐年上升趋势（$Z=17.198$，$P<0.001$），经标化后 3 年绝对增长量和 3 年增幅分别为 16.80 % 和 82.88 %；基本技能素养水平高峰出现在 2018 年，总体呈下降趋势（$Z=-6.909$，$P<0.001$），健康生活方式与行为素养水平 3 年绝对增长量和 3 年增幅均高于健康生活方式与行为、基本技能。2018—2020 年武汉市居民六类健康问题素养水平变化不一致，Cochran-Armitage 趋势检验结果显示，传染病防治、慢性病防治和基本医疗素养水平总体呈上升趋势，科学健康观、安全与急救和健康信息素养水平的未见明显变化趋势（$P>0.05$）。调查对象传染病防治素养水平高峰为 2020 年的 38.69%，2019 年素养水平虽低于 2018 年，但总体呈上升趋势（$Z=17.198$，$P<0.001$）；慢性病防治素养水平高峰为 2019 年的 34.79%，2020 年的 29.54% 与之相比虽有下降，但仍比 2018 年的 18.98% 有所提高，总体呈上升趋势（$Z=12.082$，$P<0.001$）；慢性病防治素养水平高峰为 2019 年的 34.79%，2020 年的 29.54% 与之相比虽有下降，但仍比 2018 年的 18.98% 有所提高，总体呈上升趋势（$Z=12.082$，$P<0.001$）；基本医疗素养水平高峰为 2020 年的 32.20%，2019 年素养水平虽低于 2018 年，但总体呈上升趋势（$Z=3.334$，$P<0.001$），传染病防治和慢性病防治素养水平 3 年绝对增长量和 3 年增幅均高于其他四类问题。

四、结论

（1）本次研究结果显示，武汉市居民总体健康素养水平为28.19%，按照健康素养的定义，也就是有28.19%的居民能够了解基本的健康知识和理念，熟练掌握基本的健康生活方式和行为内容并且具备基本的健康技能。此结果高于2020年全国平均水平23.15%，超额完成了《"健康中国2030"规划纲要》的阶段性目标要求，达到了《健康湖北2030行动纲要》提出的"2020年我省居民健康素养水平达到25%"目标，说明近年来武汉市健康素养促进工作成效显著。

（2）三个维度的健康素养之间不均衡，基本技能水平出现了一定程度下降，从六类健康问题来看，基本医疗素养和慢性病防治素养水平仍然较低。

（3）多因素Logistic回归分析结果显示，年龄、文化程度、家庭年收入、职业是武汉市居民健康素养水平的影响因素。

（4）2018—2020年武汉市居民健康素养总体水平呈现逐年上升趋势，基本知识理念和健康生活方式与行为素养水平呈上升趋势，而基本技能素养水平总体呈下降趋势。从六类健康问题素养水平变化来看，传染病防治、慢性病防治和基本医疗素养水平总体呈上升趋势，科学健康观、安全与急救和健康信息素养水平的未见明显变化趋势。

绪　　论

健康是促进人的全面发展的必然要求，是经济社会发展的基础条件，是民族昌盛和国家富强的重要标志，也是广大人民群众一直追求的共同目标[1]。

健康素质是评判个体、群体乃至一个国家健康水平的重要指标，是一个社会文明与进步的重要标志。健康素养是健康素质的重要组成部分，它既是健康教育和健康促进的目标，也是评价公民健康素质、衡量健康教育和健康促进工作结果或产出的重要指标[2-3]。健康素养是指个人获取和理解基本健康信息和服务，并运用这些信息和服务做出正确决策，以维护和促进自身健康的能力[4]。世界卫生组织指出，提高公众健康素养是公共卫生领域的当务之急，提升健康素养有助于减少健康不公平，降低社会成本[5]；提升健康素养是强化个人的健康责任意识，激发公众维护和促进自身健康的内在潜力，是最主动、最积极、最有效、最具成本效益的疾病预防策略和措施。第九届全球健康促进大会《上海健康促进宣言》明确指出，健康素养是健康不可缺少的重要因素，健康素养促进赋权和公平，健康素养能够赋权于公民个体并使他们能够参与到集体的健康促进行动中[6]。

2008 年，国家卫生和计划生育委员会（原卫生部）以公告形式发布了《中国公民健康素养——基本知识与技能（试行）》，根据城乡居民主要健康问题、健康危险因素、健康需求、不良卫生习惯、卫生资源供给与利用状况，每个人维护和促进自身健康应该具备的最基本的健康知识、行为和技能，共涉及 66 个具体条目，简称《健康素养 66 条》。2008 年，开展了第一次全国健康素养水平调查。2012 年，中央补助地方健康素养促进行动项目在国家财政部正式立项，居民健康素养监测是其工作内容之一，开始规范标准化监测问卷、标准化分析方法，标志着健康素养监测工作步入常态化、规范化发展的轨道。同年，"居民健康素养水平"指标纳入《国家基本公共服务体系建设"十二五"规划》和《卫生事业发展"十二五"规划》，成为衡量国家基本公共服务水平和人民群众健康水平的重要指标之一，这对于提升全民健康素养水平起到了积极的推动作用。

为推进健康中国建设，提高人民健康水平，2016 年 10 月《"健康中国 2030"规划纲要》出台，提出提高全民健康素养，健全覆盖全国的健康素养和生活方式监测体系。居民健康素养是健康中国建设的重要指标，《"健康中国 2030"规划纲要》提出居民健康素养水平 2020 年达到 20%，2030 年达到 30% 的目标 [7]。2017 年《"健康湖北 2030"行动纲要》提出，到 2030 年湖北省居民健康素养水平健康素养水平提高到 35%。2018 年《"健康武汉 2035"规划》提出 2030 年武汉市居民健康素养水平达到 35%，到 2035 年全市居民健康素养水平提高到 40%。

为了积极推动武汉市居民健康素养水平不断提升，掌握武汉市居民健康素养水平变化趋势，找到薄弱环节，发现今后的工作重点，为政府和卫生计生行政部门制定健康相关政策提供科学依据，根据 2020 年武汉市健康素养监测工作方案开展了全市抽样调查。

第一章 调查方法与内容

一、调查对象

本次研究的调查对象为 15 ～ 69 岁的武汉市城乡常住人口（常住人口定义为在武汉市居住≥ 6 个月）。

二、调查方法

（一）抽样方法

采用多阶段分层随机抽样方法进行。

第一阶段：在全市随机抽取 6 个行政区，24 个街道，44 个监测点。

第二阶段：每个监测点中随机抽取 40 ～ 65 个家庭并分配 KISH 表代码。

第三阶段：调查员在每个抽中的家庭户内，收集家庭成员信息，按照 KISH 表方法随机抽取 15 ～ 69 岁常住人口 1 人开展调查。

（二）数据采集

本调查是入户调查，我们自主研究开发了武汉市居民健康素养监测调查系统，调查员使用掌上电脑或手机进行电子数据采集。

（三）现场调查时间

2020 年 11—12 月。

（四）调查内容

采用《全国居民健康素养监测调查问卷》，调查问卷包括基本情况、健康素养内容两个部分。健康素养内容共计 50 道题，分 3 个维度：健康理念和基本知识（22 题），健康生活方式与行为（16 题），健康技能（12 题）。

三、数据处理及分析

（一）数据录入

本次调查采用电子数据采集，现场调查时同步完成了数据录入及数据备份工作。

（二）数据分析

使用 SPSS22.0 统计软件完成数据统计分析。

1. 分析内容

（1）武汉居民具备健康素养的比例以及不同特征人群间的差异。

（2）按照基本知识和理念素养、健康生活方式与行为素养及基本技能素养 3 个维度进行分析，武汉市居民 3 个维度健康素养的比例及不同特征人群间的差异。

（3）将健康素养分为 6 个不同健康问题的素养：科学健康观、传染病预防素养、慢性病预防素养、安全与急救素养、基本医疗素养和健康信息素养。分析不同健康问题的素养水平及其在不同特征人群间的差异。

（4）采用趋势性卡方检验对 2018—2020 年居民健康素养进行趋势分析。

2. 指标及评价方法

（1）回答正确的判断标准：选项与正确答案完全相符，判定为"正确"；判断题和单选题"正确"赋 1 分，多选题"正确"赋 2 分。

（2）具备健康素养的判断标准：调查问卷共 50 个题目，满分 66 分，判定具备基本健康素养的标准：问卷得分达到总分 80% 及以上，即问卷得分 ≥ 53 分，被判定具备基本健康素养。

（3）具备各维度健康素养的判断标准：以考察某方面素养所有题目的分值之和为总分，实际得分达到该总分 80% 及以上者，被判定具备该方面的健康素养。基本知识和理念维度共 28 分，至少需要达到 22 分；健康生活方式与行为维度共 22 分，至少需要达到 18 分；健康技能维度共 16 分，至少需要达到 13 分。

（4）具备不同健康问题素养的判断标准：以考察某类健康问题素养所有题目的分值之和为总分，实际得分达到该总分 80% 及以上者，被判定具备该类健康问题素养：科学健康观素养共 11 分，至少需要达到 8 分；传染病预防素养共 7 分，至少需要达到 6 分；慢性病预防素养共 12 分，至少需要达到 10 分；安全与急救素养共 14 分，至少需要达到 11 分；基本医疗素养共 14 分，至少需要达到 11 分；健康信息素养 8 分，至少需要达到 6 分。

四、质量控制

全市 44 个监测点上每个点各设一名现场调查员和一名现场协调员，由各区疾病预防控制 / 健康教育工作人员、社区卫生服务中心工作人员组成。5 名市级督导员和各区 2 名区级督导员，负责对各监测点上的调查工作进行督导及质量控制。为保证现场调查和数据质量，在调查前，武汉市疾病预防控制中心举办培训班，对所有监测点的现场调查员、现场协调员及区级督导员进行培训。培训增加了考核内容，以保证培训质量。参与此次调查的所有人员均参加了培训并通过考核。

调查过程中，现场调查员和现场协调员一同入户，协调员会核实调查员是否遵守调查指南。所有问题均报告给市级督导员。调查系统可对调查问卷的完成时长进行记录，督导员通过核对每份问卷的调查时长、查看照片，核对问卷的真实性；市级督导员实时对调查数据进行整理，并监督数据采集情况。数据核查阶段，督导员从每个监测点抽取 5% 的调查问卷进行现场或电话复核，不合格问卷比例超过 20%，则视为现场调查工作不合格，该监测点必须重新进行调查。

第二章　结　　果

一、调查对象的人口学和社会学特征

2020 年武汉市健康素养监测共调查武汉市非集体居住的 15～69 岁常住人口 2520 人收回有效问卷 2295 份，城市人口 1492 人 (65.01%)，农村人口 803 人 (34.99%)；城乡人口比是 1.86∶1，调查者中男性 1110 人 (48.37%)，女性 1185 人 (51.63%)，男女性别比为 0.94∶1，年龄以 55～64 岁组最多 592 人 (25.80%)；其次为 45～55 岁组，占 20.70%，最少的为 15～24 岁组，仅为 3.83%，调查对象文化程度以大专 / 本科最多 666 人 (29.02%)；调查对象中有 2268 例是汉族，占总调查人口的 98.82%，调查对象的婚姻状况以已婚为主，占 84.05%，其次是未婚，占 8.85%，将家庭人口数进行分组，3～4 人的家庭人口数最多为 1089 人，占 47.45%，1～2 人的家庭人口数为 1051 人，占 45.80%，5 人以上的家庭人口数仅有 155 例。家庭年收入以 100000～299999 元为主，共占 30.24%，其次为 50000～99999 元，占 29.54%，大于 300000 元的仅占 3.71%，调查对象的职业以其他和农民最多，分别占 26.19% 和 23.01%，而教师的所占的比例最少，仅有 1.31%，患慢性病人数为 422 人占 18.39%，自认健康状况好和比较好的人数有 1798 人，占 78.34%，比较差和差的人数仅 47 人，占 2.05%。详见表 2-1、图 2-1～图 2-4。

表 2-1　2020 年武汉市居民健康素养调查人口学特征分布

人口学特征	调查人数	构成比（%）
居住地		
城市	1492	65.01
农村	803	34.99
性别		
男性	1110	48.37
女性	1185	51.63

人口学特征	调查人数	构成比（%）
民族		
汉族	2268	98.82
其他	27	1.18
年龄（岁）		
15～24	88	3.83
25～34	332	14.47
35～44	411	17.91
45～54	475	20.70
55～64	592	25.80
65～69	397	17.30
文化程度		
不识字或识字很少	47	2.05
小学	383	16.69
初中	586	25.53
高中/职高/中专	591	25.75
大专/本科	666	29.02
硕士及以上	22	0.96
婚姻状况		
未婚	203	8.85
已婚	1929	84.05
分居	24	1.05
离异/丧偶	139	6.06
家庭人口数		
1～2	1051	45.80
3～4	1089	47.45
≥5	155	6.75

人口学特征	调查人数	构成比（%）
家庭年收入（元）		
0～29999	446	19.43
30000～49999	392	17.08
50000～99999	678	29.54
100000～299999	694	30.24
≥300000	85	3.71
职业		
公务员	32	1.39
教师	30	1.31
医务人员	53	2.31
其他事业单位人员	240	10.46
学生	56	2.44
农民	528	23.01
工人	301	13.12
其他企业人员	454	19.78
其他	601	26.19
患慢性病		
是	422	18.39
否	1873	81.61
自认健康状况		
好／比较好	1798	78.34
一般	450	19.61
比较差／差	47	2.05
合计	2295	100

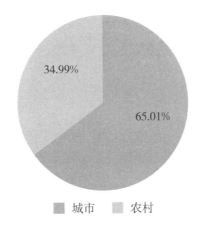

图 2-1　2018 年武汉市居民健康素养调查对象城乡构成

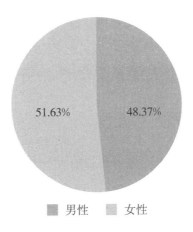

图 2-2　2018 年武汉市居民健康素养调查对象性别构成

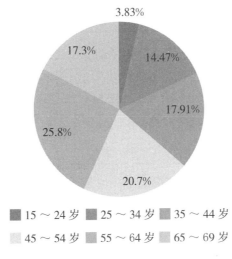

图 2-3　2020 年武汉市居民健康素养调查对象年龄构成

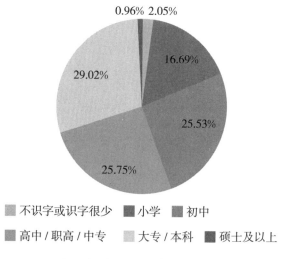

图 2-4　2020 年武汉市居民健康素养调查对象文化程度构成

二、健康素养三个方面及总体水平分析

（一）健康素养三个方面及总体水平

2020 年武汉市居民总体健康素养水平为 28.19%，健康素养划分为基本知识和理念、健康生活方式与行为以及基本健康技能三个方面。这三个方面健康素养结果显示：健康技能素养最低仅为 26.80%，远低于基本知识和理念素养 34.95%，以及健康生活方式与行为素养 35.51%。（表 2-2）

表 2-2　三个方面及总体健康素养水平比较

维度	具备		不具备	
	人数	比例（%）	人数	比例（%）
基本知识和理念	802	34.95	1493	65.05
健康生活方式与行为	815	35.51	1480	64.49
健康技能	615	26.80	1680	73.20
总体健康素养水平	647	28.19	1648	71.81

（二）健康素养水平与三个方面的相关性分析

将三个方面健康素养得分与健康素养总体得分进行相关性分析，计算两两之间 Pearson 相关系数，Pearson 相关系数值均大于 0.70。基本知识和理念得分与总体健康素养得分的 Pearson 相关系数为 0.94，生活方式与行为得分与总体健康素养得分的 Pearson 相关系数为 0.92，健康技能得分与总体健康素养得分的 Pearson 相关系数

为 0.86。基本知识和理念得分与健康生活方式与行为得分的 Pearson 相关系数为 0.79，基本知识和理念得分与健康技能得分的 Pearson 相关系数为 0.73，健康生活方式与行为得分与健康技能得分的 Pearson 相关系数为 0.70。对 Pearson 相关系数进行 t 检验，P 值均小于 0.001，即各 Pearson 相关系数都具有统计学意义，说明三个方面及总体健康素养之间有密切的关系。其中，基本知识和理念得分与总体健康素养得分的相关性最高，其次为健康生活方式与行为得分与总体健康素养得分，健康技能得分与总体健康素养得分的相关性最低。（表 2-3）

表 2-3 三个方面及总体健康素养得分的 Pearson 相关系数

维度	基本知识和理念得分	健康生活方式与行为得分	健康技能得分	总体健康素养水平得分
基本知识和理念得分	1.00	0.79 *	0.73 *	0.94 *
健康生活方式与行为得分		1.00	0.70 *	0.92 *
健康技能得分			1.00	0.86 *
总体健康素养得分				1.00

*$P<0.001$

（三）健康素养三个方面及总体水平与人口学单因素分析

1. 地区

从城乡分布看，城市居民总体健康素养水平为 29.76%，农村为 25.28%，武汉市城市居民健康素养显著高于农村居民。城市居民基本知识和理念、健康生活方式与行为健康素养分别为 39.42% 和 37.87%，均高于农村居民的 26.77% 和 31.13%。农村居民健康技能的健康素养为 31.76%，高于城市居民的 24.13%。城市居民和农村居民三个方面及总体健康素养水平的差异均具有统计学意义（$P<0.05$）。（表 2-4，图 2-5）

表 2-4 城市居民和农村居民三个方面及总体健康素养水平比较

居住地	人数	基本知识和理念	健康生活方式与行为	健康技能	总体健康素养水平
城市	1492	39.42%	37.87%	24.13%	29.76%
农村	803	26.77%	31.13%	31.76%	25.28%
χ^2		36.275	10.341	15.482	5.172
P		<0.001	0.001	<0.001	0.023

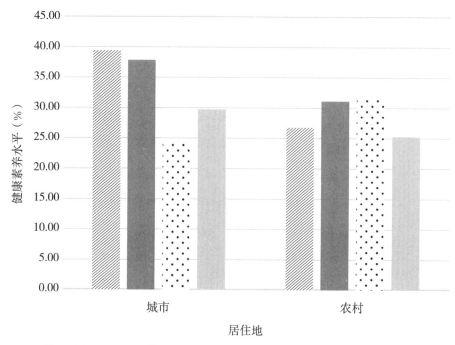

基本知识和理念　■ 健康生活方式与行为　健康技能　总体健康素养水平

图 2-5　城市居民和农村居民三个方面及总体健康素养水平比较

2. 性别

男性居民总体健康素养水平为 29.28%，女性居民总体健康素养水平为
27.17%。男性居民三个方面健康素养水平由高到低为：基本知识和理念 34.95%，
健康生活方式与行为 34.86% 和健康技能 25.95%。女性居民三个方面健康素养水平
由高到低为：健康生活方式与行为 36.12%，基本知识和理念 34.01% 和健康技能
27.59%。（表 2-5，图 2-6）

表 2-5　男性居民和女性居民三个方面及总体健康素养水平比较

性别	人数	基本知识和理念	健康生活方式与行为	健康技能	总体健康素养水平
男	1110	34.95%	34.86%	25.95%	29.28%
女	1185	34.01%	36.12 %	27.59%	27.17%
χ^2		0.946	0.393	0.795	1.256
P		0.331	0.531	0.373	0.262

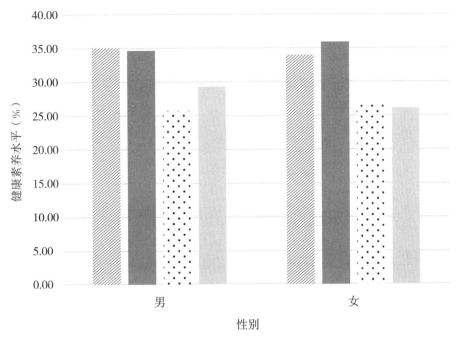

图 2-6　男性居民和女性居民三个方面及总体健康素养水平比较

3. 民族

汉族居民的总体健康素养水平为 28.09%，其他民族居民的总体健康素养水平为 37.04%。汉族居民三个方面健康素养分别基本知识和理念 34.83%，健康生活方式与行为 34.45% 和健康技能 26.76%。其他民族居民三个方面健康素养分别基本知识和理念 44.44%，健康生活方式与行为 40.74% 和健康技能 29.63%。（表 2-6，图 2-7）

表 2-6　汉族居民和其他民族居民三个方面及总体健康素养水平比较

民族	人数	基本知识和理念	健康生活方式与行为	健康技能	总体健康素养水平
汉族	2268	34.83%	34.45%	26.76%	28.09 %
其他	27	44.44%	40.74%	29.63%	37.04%
χ^2		1.084	0.326	0.112	1.056
P		0.300	0.568	0.738	0.304

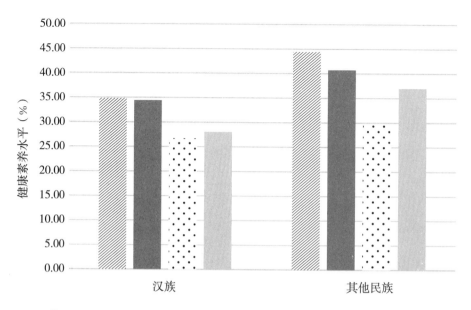

图 2-7　汉族居民和其他民族居民三个方面及总体健康素养水平比较

4. 年龄

从年龄来看，35～44 岁年龄组总体健康素养水平最高，为 41.12%；25～34 岁年龄组次之，为 38.55%；65～69 岁组最低，为 15.87%。不同年龄组居民总体健康素养水平不同，差异有统计学意义。三个方面健康素养在不同年龄组所呈现的变化趋势与总体健康素养水平一致。（表 2-7，图 2-8）

表 2-7　不同年龄组居民三个方面及总体健康素养水平比较

年龄组（岁）	人数	基本知识和理念	健康生活方式与行为	健康技能	总体健康素养水平
15～24	88	40.91%	32.95%	30.68%	34.09%
25～34	332	43.67%	42.17%	35.54%	38.55%
35～44	411	45.74%	44.77%	37.71%	41.12%
45～54	475	32.21%	34.32%	25.26%	26.53%
55～64	592	28.72%	33.78%	22.30%	22.13%
65～69	397	27.71%	24.94%	15.87%	15.87%
χ^2		54.394	42.509	69.435	94.233
P		<0.001	<0.001	<0.001	<0.001

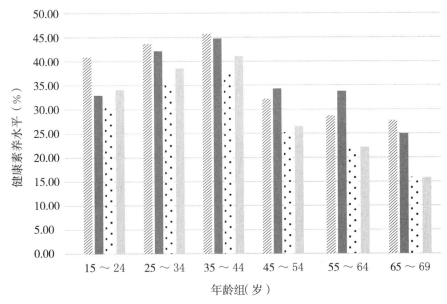

图 2-8　不同年龄组居民三个方面及总体健康素养水平比较

5. 文化程度

随着文化程度的增高，三个方面及总体健康素养水平均有增高的趋势。硕士及以上文化程度者总体健康素养水平最高，为 50.00%；大专/本科次之，为 38.29%；不识字或识字很少最低，为 8.51%。不同文化程度者总体健康素养水平不同，差异有统计学意义。三个方面健康素养在不同文化程度所呈现的变化趋势与总体健康素养水平一致。（表 2-8，图 2-9）

表 2-8　不同文化程度居民三个方面及总体健康素养水平比较

文化程度	人数	基本知识和理念	健康生活方式与行为	健康技能	总体健康素养水平
不识字或识字很少	47	14.89%	19.15%	12.77%	8.51%
小学	383	17.23%	24.02%	19.84%	15.40%
初中	586	31.91%	32.59%	25.94%	24.57%
高中/职高/中专	591	36.89%	39.26%	27.75%	29.44%
大专/本科	666	46.70%	41.59%	31.08%	38.29%
硕士及以上	222	59.09%	63.64%	45.45%	50.00%
χ^2		110.621	51.722	24.786	82.879
P		<0.001	<0.001	<0.001	<0.001

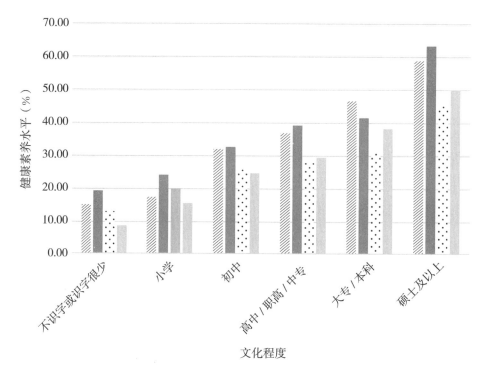

图 2-9　不同文化程度居民三个方面及总体健康素养水平比较

6. 婚姻状况

不同婚姻状况的居民总体健康素养水平由低到高分别为：离异 / 丧偶 22.30%，已婚 28.25%，未婚 30.05% 和分居 41.67%。分居婚姻状况的居民三个方面健康素养均最高，分别为：基本知识和理念 37.50%，健康生活方式与行为 37.50% 和健康技能 41.67%。（表 2-9，图 2-10）

表 2-9　不同婚姻状况居民三个方面及总体健康素养水平比较

婚姻状况	人数	基本知识和理念	健康生活方式与行为	健康技能	总体健康素养水平
未婚	203	33.99%	31.03%	27.09%	30.05%
已婚	1929	35.25%	36.39%	26.85%	28.25%
分居	24	37.50%	37.50%	41.67%	41.67%
离异 / 丧偶	139	31.65%	29.50%	23.02%	22.30%
χ^2		0.892	4.667	3.727	4.884
P		0.827	0.198	0.292	0.181

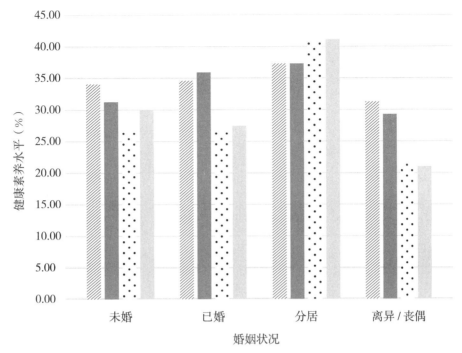

图 2-10 不同婚姻状况居民三个方面及总体健康素养水平比较

7. 家庭人口数

家庭人口数大于等于 5 人的居民总体健康素养水平为 31.61%，家庭人口数为 3～4 人的居民总体健康素养水平为 30.85%，家庭人口数为 1～2 人的居民总体健康素养水平为 24.93%。不同家庭人口数的居民总体健康素养水平、健康生活方式与行为素养和健康技能素养不同，差异有统计学意义。（表 2-10，图 2-11）

表 2-10 不同家庭人口数居民三个方面及总体健康素养水平比较

家庭人口数（人）	人数	基本知识和理念	健康生活方式与行为	健康技能	总体健康素养水平
1～2	1051	34.63%	32.54%	22.36%	24.93%
3～4	1089	35.26%	38.11%	30.76%	30.85%
≥5	155	34.84%	37.42%	29.03%	31.61%
χ^2		0.094	7.504	19.673	10.237
P		0.954	0.024	<0.001	0.006

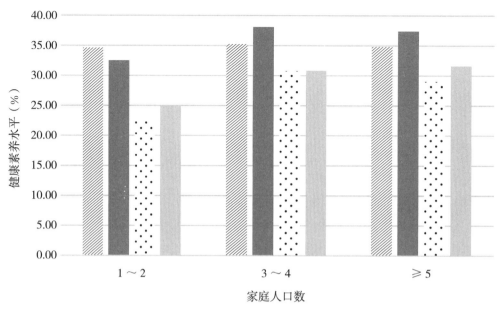

图 2-11 不同家庭人口数居民三个方面及总体健康素养水平比较

8. 家庭年收入

家庭年收入越高，总体健康素养水平越高，差异有统计学意义。家庭年收入大于等于 300000 元的居民，总体健康素养水平和三个方面健康素养最高，分别为：总体健康素养水平 43.53%，基本知识和理念 51.76%，健康生活方式与行为 52.94% 和健康技能 41.18%。（表 2-11，图 2-12）

表 2-11 不同家庭年收入居民三个方面及总体健康素养水平比较

家庭年收入（元）	人数	基本知识和理念	健康生活方式与行为	健康技能	总体健康素养水平
0～29999	446	27.35%	26.46%	26.23%	19.28%
30000～49999	392	23.47%	29.85%	24.74%	20.41%
50000～99999	678	31.56%	34.81%	24.63%	25.37%
100000～299999	694	47.55%	43.08%	28.67%	39.19%
≥ 300000	85	51.76%	52.94%	41.18%	43.53%
χ^2		96.507	50.255	12.741	83.256
P		<0.001	<0.001	0.013	<0.001

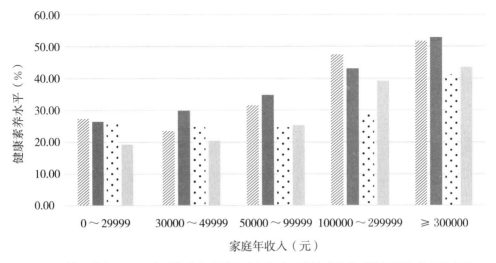

图 2-12　不同家庭年收入居民三个方面及总体健康素养水平比较

9. 职业

从职业来看，医务人员，公务员和教师总体健康素养水平（62.26%，56.25% 和 50.00%）高于其他职业人群，而农民总体健康素养水平（17.80%）远低于其他人群。不同职业居民总体健康素养水平不同，差异有统计学意义。三个方面健康素养在不同职业所呈现的变化趋势与总体健康素养水平一致。（表 2-12，图 2-13）

表 2-12　不同职业居民三个方面及总体健康素养水平比较

职业	人数	基本知识和理念	健康生活方式与行为	健康技能	总体健康素养水平
公务员	32	62.50%	59.38%	56.25%	56.25%
教师	30	63.33%	46.67%	43.33%	50.00%
医务人员	53	56.60%	60.38%	52.83%	62.26%
其他事业单位人员	240	40.42%	39.58%	29.17%	35.83%
学生	56	41.07%	30.36%	32.14%	32.14%
农民	528	17.99%	27.84%	25.76%	17.80%
工人	301	35.88%	31.89%	22.59%	25.58%
其他企业人员	454	36.12%	35.02%	22.91%	27.09%
其他	60	40.93%	39.27%	26.62%	30.45%
χ^2		112.960	45.321	44.662	88.187
P		<0.001	0.001	<0.001	<0.001

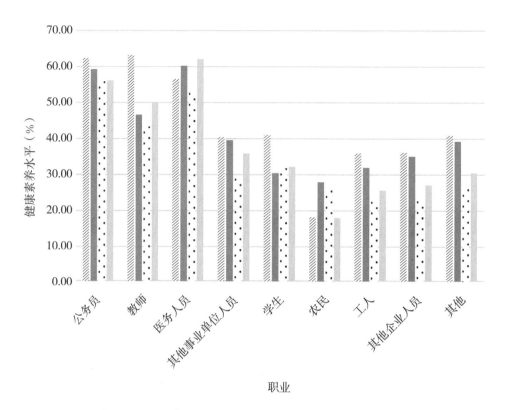

职业

图 2-13　不同职业居民三个方面及总体健康素养水平比较

10. 患慢性病情况

不患慢性病的居民总体健康素养水平（29.15%）要高于患慢病的居民（23.93%），差异具有统计学意义。不患慢性病的居民三个方面健康素养由低到高为：健康技能27.44%，基本知识和理念 35.40% 和健康技能 36.31%。（表 2-13，图 2-14）

表 2-13　患慢性病与不患慢性病居民三个方面及总体健康素养水平比较

患慢性病	人数	基本知识和理念	健康生活方式与行为	健康技能	总体健康素养水平
是	422	32.94%	31.99%	23.93%	23.93%
否	1873	35.40%	36.31%	27.44%	29.15%
χ^2		0.916	2.800	2.162	4.631
P		0.338	0.094	0.142	0.031

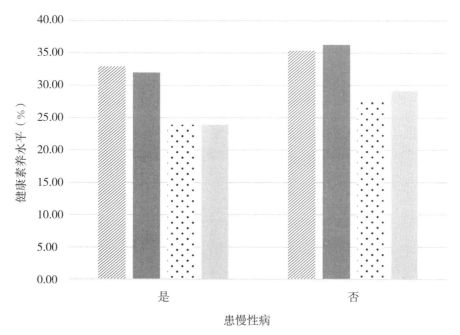

图 2-14 患慢性病与不患慢性病居民三个方面及总体健康素养水平比较

11. 自认健康状况

自认健康状况为好 / 比较好的居民总体健康素养水平最高，为 29.76%；其次为自认健康状况一般的居民，为 23.56%；自认健康状况为比较差 / 差的居民最低，为12.77%。不同自认健康状况的居民总体健康素养水平不同，差异有统计学意义。基本知识和理念素养、健康生活方式与行为素养在不同职业所呈现的变化趋势与总体健康素养水平一致。（表 2-14，图 2-15）

表 2-14 不同自认健康状况居民三个方面及总体健康素养水平比较

自认健康状况	人数	基本知识和理念	健康生活方式与行为	健康技能	总体健康素养水平
好 / 比较好	1798	36.15%	37.71%	27.81%	29.76%
一般	450	31.56%	28.67%	23.11%	23.56%
比较差 / 差	47	21.28%	17.02%	23.40%	12.77%
χ^2		7.287	20.013	4.331	12.474
P		0.026	<0.001	0.115	0.002

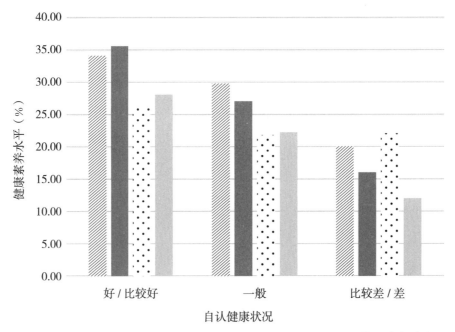

图 2-15 不同自认健康状况居民三个方面及总体健康素养水平比较

（四）健康素养影响因素的 Logistic 回归分析

为探讨三个方面及总体素养水平的独立影响因素，对本次调查的资料采用多因素 Logistic 回归模型进行分析，以单因素分析中有统计学意义的变量作为自变量进入多因素分析，以是否具备三个方面及总体健康素养作为因变量，各变量赋值见表 2-15。

表 2-15 健康素养水平影响因素及赋值

因素	变量名	赋值说明
居住地	x_1	城市 =1，农村 =2
性别	x_2	男性 =1，女性 =2
民族	x_3	汉族 =1，其他 =2
年龄	x_4	15～24=1，25～34=2，35～44=3，45～54=4，55～64=5，65～69=6
文化程度	x_5	不识字或识字很少 =1，小学 =2，初中 =3，高中 / 职高 / 中专 =4，大专 / 本科 =5，硕士及以上 =6
婚姻状况	x_6	未婚 =1，已婚 =2，分居 =3，离异 / 丧偶 =4
家庭人口数	x_7	1～2=1，3～4=2，≥5=3

续表

因素	变量名	赋值说明
家庭年收入	x_8	0 ～ 29999=1，0000 ～ 49999=2，50000 ～ 99999=3，100000 ～ 299999=4，≥ 300000=5
职业	x_9	公务员 =1，教师 =2，医务人员 =3，其他事业单位人员 =4，学生 =5，农民 =6，工人 =7，其他企业人员 =8，其他 =9
患慢性病	x_{10}	是 =1，否 =2
自认健康状况	x_{11}	好 / 比较好 =1，一般 =2，比较差 / 差 =3
总体健康素养	y_1	是 =1，否 =0
基本知识和理念健康素养	y_2	是 =1，否 =0
健康生活方式与行为健康素养	y_3	是 =1，否 =0
健康技能健康素养	y_4	是 =1，否 =0

1. 总体健康素养水平的 Logistic 回归分析

以是否具备总体健康素养作为因变量，以居住地、年龄、文化程度、家庭人口数、家庭年收入、职业、患慢性病情况和自认健康状况作为自变量进行多因素 Logistic 回归分析。结果显示，65 ～ 69 岁年龄组总体健康水平水平低于 15 ～ 24 岁年龄组（OR=0.427）。具有大学 / 本科文化程度的居民总体健康素养水平高于不识字 / 少识字者，OR 值为 2.992。以家庭年收入为 0 ～ 29999 元作为参考，家庭年收入 100000 ～ 299999 元和大于等于 300000 元的居民具备总体健康素养的 OR 值分别为 1.867 和 2.012。农民、工人和其他企业人员低于公务员，OR 值分别为 0.404，0.454 和 0.321。（表 2-16）

表 2-16　武汉市居民健康素养总体水平多因素 Logistic 回归分析

因素	β	S.E.	Wald χ^2 值	P 值	OR 值	95%CI
常数项	−1.079	0.783	1.898	0.168		
居住地						
城市					1.000	
农村	0.261	0.138	3.573	0.059	1.298	0.990 ～ 1.700
年龄（岁）						
15 ～ 24					1.000	
25 ～ 34	0.030	0.369	0.007	0.935	1.030	0.500 ～ 2.125

因素	β	S.E.	Wald χ^2 值	P 值	OR 值	95%CI
35 ~ 44	0.187	0.366	0.261	0.610	1.206	0.588 ~ 2.472
45 ~ 54	−0.320	0.371	0.741	0.389	0.726	0.351 ~ 1.504
55 ~ 64	−0.501	0.376	1.781	0.182	0.606	0.290 ~ 1.265
65 ~ 69	−0.852	0.392	4.717	0.030	0.427	0.198 ~ 0.920
文化程度						
不识字或识字很少					1.000	
小学	0.608	0.548	1.231	0.267	1.837	0.627 ~ 5.381
初中	1.014	0.544	3.474	0.062	2.756	0.949 ~ 8.004
高中 / 职高 / 中专	1.060	0.551	3.698	0.055	2.887	0.980 ~ 8.505
大专 / 本科	1.096	0.560	3.836	0.049	2.992	0.999 ~ 8.96
硕士及以上	1.154	0.722	2.558	0.110	3.171	0.771 ~ 13.043
家庭人口数						
1 ~ 2					1.000	
3 ~ 4	0.078	0.108	0.522	0.470	1.081	0.874 ~ 1.337
≥ 5	0.094	0.204	0.215	0.643	1.099	0.737 ~ 1.638
家庭年收入（元）						
0 ~ 29999					1.000	
30000 ~ 49999	−0.101	0.181	0.313	0.576	0.904	0.635 ~ 1.288
50000 ~ 99999	0.117	0.161	0.527	0.468	1.124	0.819 ~ 1.543
100000 ~ 299999	0.625	0.169	13.686	0.000	1.867	1.341 ~ 2.600
≥ 300000	0.699	0.275	6.486	0.011	2.012	1.175 ~ 3.446
职业						
公务员					1.000	
教师	−0.146	0.533	0.075	0.784	0.864	0.304 ~ 2.457
医务人员	0.350	0.474	0.545	0.460	1.419	0.561 ~ 3.590
其他事业单位人员	−0.772	0.399	3.738	0.053	0.462	0.211 ~ 1.011
学生	−0.988	0.575	2.950	0.086	0.372	0.121 ~ 1.150
农民	−0.908	0.432	4.423	0.036	0.404	0.173 ~ 0.94

因素	β	S.E.	Wald χ^2 值	P 值	OR 值	95%CI
工人	−0.789	0.408	3.737	0.053	0.454	0.204 ～ 1.011
其他企业人员	−1.136	0.391	8.422	0.004	0.321	0.149 ～ 0.692
其他	−0.546	0.393	1.927	0.165	0.579	0.268 ～ 1.252
患慢性病						
是					1.000	
否	−0.210	0.150	1.956	0.162	0.811	0.604 ～ 1.088
自认健康状况						
好 / 比较好					1.000	
一般	−0.046	0.141	0.108	0.742	0.955	0.725 ～ 1.258
比较差 / 差	−0.792	0.457	3.000	0.083	0.453	0.185 ～ 1.110

2. 健康素养三个方面——基本知识和理念的 Logistic 回归分析

以是否具备基本知识和理念素养作为因变量，以居住地、年龄、文化程度、家庭年收入、职业和自认健康状况作为自变量进行多因素 Logistic 回归分析。结果显示，具有大学 / 本科文化程度的居民基本知识和理念素养水平高于不识字 / 少识字者，OR 值为 2.816。以家庭年收入为 0 ～ 29999 元作为参考，家庭年收入 30000 ～ 49999 元和 100000 ～ 299999 元的居民具备基本知识和理念素养的 OR 值分别为 0.656 和 1.457。其他事业单位人员、农民和其他企业人员基本知识和理念素养低于公务员，OR 值分别为 0.452、0.336 和 0.397。（表 2-17）

表 2-17 武汉市居民基本知识和理念素养水平多因素 Logistic 回归分析

因素	β	S.E.	Wald χ^2 值	P 值	OR 值	95%CI
常数项	−0.780	0.684	1.299	0.254		
居住地						
城市						
农村	0.073	0.132	0.310	0.578	1.076	0.831 ～ 1.393
年龄 (岁)						
15 ～ 24					1.000	
25 ～ 34	0.095	0.358	0.071	0.790	1.100	0.546 ～ 2.218

因素	β	S.E.	Wald χ^2 值	P 值	OR 值	95%CI
35 ～ 44	0.229	0.355	0.414	0.520	1.257	0.627 ～ 2.522
45 ～ 54	−0.083	0.358	0.054	0.817	0.920	0.456 ～ 1.858
55 ～ 64	−0.169	0.361	0.220	0.639	0.844	0.416 ～ 1.712
65 ～ 69	−0.159	0.370	0.186	0.667	0.853	0.413 ～ 1.760
文化程度						
不识字或识字很少					1.000	
小学	0.278	0.439	0.399	0.527	1.320	0.558 ～ 3.122
初中	0.810	0.433	3.504	0.061	2.248	0.963 ～ 5.250
高中 / 职高 / 中专	0.837	0.440	3.608	0.058	2.308	0.974 ～ 5.473
大专 / 本科	1.035	0.450	5.305	0.021	2.816	1.167 ～ 6.797
硕士及以上	1.219	0.636	3.672	0.055	3.382	0.973 ～ 11.763
家庭年收入（元）						
0 ～ 29999					1.000	
30000 ～ 49999	−0.422	0.167	6.391	0.012	0.656	0.473 ～ 0.910
50000 ～ 99999	−0.172	0.147	1.376	0.241	0.842	0.632 ～ 1.122
100000 ～ 299999	0.376	0.152	6.137	0.013	1.457	1.082 ～ 1.962
≥ 300000	0.479	0.260	3.399	0.065	1.615	0.970 ～ 2.687
职业						
公务员					1.000	
教师	0.151	0.541	0.077	0.781	1.162	0.403 ～ 3.356
医务人员	−0.159	0.470	0.114	0.735	0.853	0.339 ～ 2.144
其他事业单位人员	−0.794	0.400	3.939	0.047	0.452	0.206 ～ 0.990
学生	−0.674	0.563	1.433	0.231	0.509	0.169 ～ 1.537
农民	−1.091	0.428	6.489	0.011	0.336	0.145 ～ 0.778
工人	−0.531	0.405	1.720	0.190	0.588	0.266 ～ 1.300
其他企业人员	−0.923	0.391	5.583	0.018	0.397	0.185 ～ 0.854

因素	β	S.E.	Wald χ^2 值	P 值	OR 值	95%CI
其他	−0.379	0.393	0.930	0.335	0.685	0.317 ~ 1.479
自认健康状况						
好 / 比较好					1.000	
一般	0.119	0.124	0.927	0.336	1.126	0.884 ~ 1.435
比较差 / 差	−0.409	0.375	1.186	0.276	0.664	0.318 ~ 1.387

3. 健康素养三个方面——健康生活方式与行为的 Logistic 回归分析

以是否具备健康生活方式与行为素养作为因变量，以居住地、年龄、文化程度、家庭人口数、家庭年收入、职业和自认健康状况作为自变量进行多因素 Logistic 回归分析。结果显示，具有高中 / 职高 / 中专和硕士及以上文化程度的居民健康生活方式与行为素养高于不识字 / 少识字者，OR 值分别为 2.258 和 3.861。以家庭年收入为 0 ~ 29999 元作为参考，家庭年收入 100000 ~ 299999 元和大于等于 300000 元的居民健康生活方式与行素养的 OR 值分别为 1.593 和 2.217。其他企业人员健康生活方式与行为素养低于公务员，OR 值为 0.406。自认健康状况一般和比较差 / 差的居民比自认健康状况好 / 比较好的居民健康生活方式与行为素养低，OR 值分别为 0.786 和 0.407。（表 2-18）

表 2-18 武汉市居民健康生活方式与行为素养水平多因素 Logistic 回归分析

因素	β	S.E.	Wald χ^2 值	P 值	OR 值	95%CI
常数项	−0.969	0.665	2.122	0.145		
居住地						
城市						
农村	−0.105	0.132	0.627	0.428	0.900	0.695 ~ 1.167
年龄 (岁)						
15 ~ 24						
25 ~ 34	0.184	0.365	0.253	0.615	1.201	0.588 ~ 2.454
35 ~ 44	0.285	0.362	0.620	0.431	1.330	0.654 ~ 2.701
45 ~ 54	0.014	0.365	0.002	0.969	1.014	0.496 ~ 2.073
55 ~ 64	0.050	0.366	0.019	0.891	1.051	0.513 ~ 2.156

因素	β	S.E.	Wald χ^2 值	P 值	OR 值	95%CI
65 ～ 69	−0.274	0.377	0.527	0.468	0.761	0.363 ～ 1.593
文化程度						
不识字或识字很少						
小学	0.307	0.396	0.600	0.439	1.359	0.625 ～ 2.953
初中	0.625	0.394	2.513	0.113	1.867	0.863 ～ 4.041
高中／职高／中专	0.815	0.402	4.097	0.043	2.258	1.026 ～ 4.969
大专／本科	0.746	0.414	3.252	0.071	2.108	0.937 ～ 4.741
硕士及以上	1.351	0.620	4.755	0.029	3.861	1.146 ～ 13.005
家庭人口数						
1 ～ 2						
3 ～ 4	0.154	0.100	2.345	0.126	1.166	0.958 ～ 1.419
≥ 5	0.083	0.191	0.187	0.665	1.086	0.747 ～ 1.578
家庭年收入（元）						
0 ～ 29999						
30000 ～ 49999	0.050	0.159	0.101	0.751	1.052	0.771 ～ 1.435
50000 ～ 99999	0.233	0.145	2.583	0.108	1.262	0.950 ～ 1.676
100000 ～ 299999	0.466	0.155	9.035	0.003	1.593	1.176 ～ 2.158
≥ 300000	0.796	0.264	9.113	0.003	2.217	1.322 ～ 3.717
职业						
公务员						
教师	−0.431	0.528	0.666	0.414	0.650	0.231 ～ 1.830
医务人员	0.181	0.471	0.148	0.701	1.198	0.476 ～ 3.013
其他事业单位人员	−0.746	0.397	3.529	0.060	0.474	0.218 ～ 1.033
学生	−1.063	0.574	3.427	0.064	0.345	0.112 ～ 1.064
农民	−0.398	0.421	0.893	0.345	0.672	0.294 ～ 1.533
工人	−0.712	0.403	3.121	0.077	0.491	0.223 ～ 1.081
其他企业人员	−0.901	0.388	5.390	0.020	0.406	0.190 ～ 0.869
其他	−0.431	0.390	1.221	0.269	0.650	0.302 ～ 1.396

续表

因素	β	S.E.	Wald χ^2 值	P 值	OR 值	95%CI
自认健康状况						
好 / 比较好						
一般	−0.241	0.123	3.879	0.049	0.786	0.618 ～ 0.999
比较差 / 差	−0.900	0.399	5.090	0.024	0.407	0.186 ～ 0.889

4. 健康素养三个方面——健康技能的 Logistic 回归分析

以是否具备健康技能素养作为因变量，以居住地、年龄、文化程度、家庭人口数、家庭年收入、职业和自认健康状况作为自变量进行多因素 Logistic 回归分析。结果显示，农村居民具有健康技能素养水平高于城市居民（OR=1.915）。具有高中 / 职高 / 中专文化程度的居民健康技能素养水平高于不识字 / 少识字者，OR 值为 2.651。家庭人口数为 3 ～ 4 人的居民健康技能素养高于家庭人口数为 1 ～ 2 人的居民，OR 值为 1.245。其他事业单位人员、农民、工人、其他企业人员和其他职业人员低于公务员，OR 值分别为 0.341、0.339、0.296、0.249 和 0.411。（表 2-19）

表 2-19 武汉市居民健康技能素养水平多因素 Logistic 回归分析

因素	β	S.E.	Wald χ^2 值	P 值	OR 值	95% CI
常数项	−0.918	0.722	1.614	0.204		
居住地						
城市						
农村	0.650	0.137	22.486	<0.001	1.915	1.464 ～ 2.505
年龄 (岁)						
15 ～ 24						
25 ～ 34	0.304	0.386	0.617	0.432	1.355	0.635 ～ 2.888
35 ～ 44	0.421	0.384	1.207	0.272	1.524	0.719 ～ 3.232
45 ～ 54	−0.141	0.388	0.131	0.717	0.869	0.406 ～ 1.859
55 ～ 64	−0.291	0.391	0.555	0.456	0.747	0.347 ～ 1.608
65 ～ 69	−0.614	0.406	2.288	0.130	0.541	0.244 ～ 1.199
文化程度						
不识字或识字很少						
小学	0.343	0.464	0.549	0.459	1.410	0.568 ～ 3.497

因素	β	S.E.	Wald χ^2 值	P 值	OR 值	95% CI
初中	0.892	0.463	3.702	0.054	2.439	0.984 ~ 6.047
高中 / 职高 / 中专	0.975	0.474	4.235	0.040	2.651	1.047 ~ 6.709
大专 / 本科	0.824	0.485	2.882	0.090	2.279	0.880 ~ 5.898
硕士及以上	1.008	0.671	2.257	0.133	2.739	0.736 ~ 10.196
家庭人口数						
1 ~ 2						
3 ~ 4	0.219	0.109	4.044	0.044	1.245	1.006 ~ 1.542
≥ 5	0.115	0.206	0.311	0.577	1.122	0.749 ~ 1.680
家庭年收入（元）						
0 ~ 29999						
30000 ~ 49999	−0.242	0.168	2.088	0.149	0.785	0.565 ~ 1.090
50000 ~ 99999	−0.215	0.154	1.944	0.163	0.807	0.596 ~ 1.091
100000 ~ 299999	−0.106	0.167	0.402	0.526	0.900	0.649 ~ 1.247
≥ 300000	0.277	0.274	1.023	0.312	1.319	0.771 ~ 2.254
职业						
公务员						
教师	−0.379	0.534	0.505	0.478	0.684	0.240 ~ 1.949
医务人员	−0.119	0.469	0.064	0.800	0.888	0.354 ~ 2.227
其他事业单位人员	−1.075	0.401	7.184	0.007	0.341	0.155 ~ 0.749
学生	−0.884	0.582	2.308	0.129	0.413	0.132 ~ 1.292
农民	−1.083	0.429	6.382	0.012	0.339	0.146 ~ 0.784
工人	−1.218	0.411	8.777	0.003	0.296	0.132 ~ 0.662
其他企业人员	−1.391	0.392	12.568	0.000	0.249	0.115 ~ 0.537
其他	−0.890	0.394	5.099	0.024	0.411	0.190 ~ 0.889
自认健康状况						
好 / 比较好						
一般	−0.057	0.134	0.181	0.671	0.945	0.727 ~ 1.227
比较差 / 差	0.016	0.359	0.002	0.965	1.016	0.503 ~ 2.053

三、健康素养六类健康问题相关分析

（一）健康素养六类健康问题水平

2020 年全市居民科学健康观、传染病防治、慢性病防治、安全与急救、基本医疗、健康信息六类健康问题素养水平由高到低依次为安全与急救素养59.04%，科学健康观素养53.12%，健康信息素养40.31%，传染病防治素养38.69%，基本医疗素养32.20% 和慢性病防治素养29.54%。

表 2-20　健康素养六类健康问题水平素养水平比例表

维度	具备		不具备	
	人数	比例（%）	人数	比例（%）
科学健康观	1219	53.12	1076	46.88
传染病防治	888	38.69	1407	61.31
慢性病防治	678	29.54	1617	70.46
安全与急救	1355	59.04	940	40.96
基本医疗	739	32.20	1556	67.80
健康信息	925	40.31	1370	59.69

（二）健康素养水平与六类健康问题的相关性分析

将六类健康问题得分及总得分进行相关性分析，计算两两之间 Pearson 相关系数，Pearson 相关系数值均大于 0.40，对 Pearson 相关系数进行 t 检验，P 值均小于 0.001，即各 Pearson 相关系数都具有统计学意义，说明各类健康问题之间有密切的关系。其中，基本医疗得分与总得分的相关性最高，为 0.870，其次为安全与急救得分与总得分的相关性，为 0.862，传染病防治得分与总得分的相关性最低，为 0.368。（表 2-21）

表 2-21　健康素养得分的 Pearson 相关系数

维度	科学健康观得分	传染病防治得分	慢性病防治得分	安全与急救得分	基本医疗得分	健康信息得分	总得分
科学健康观得分	1.00	0.554*	0.664*	0.679*	0.670*	0.401*	0.846*
传染病防治得分		1.00	0.556*	0.559*	0.563*	0.368*	0.718*

维度	科学健康观得分	传染病防治得分	慢性病防治得分	安全与急救得分	基本医疗得分	健康信息得分	总得分
慢性病防治得分			1.00	0.634*	0.661*	0.425*	0.838*
安全与急救得分				1.00	0.680*	0.425*	0.862*
基本医疗得分					1.00	0.460*	0.870*
健康信息得分						1.00	0.567*
总得分							1.00

*$P<0.001$

（三）健康素养六类健康问题与人口学单因素分析

1. 地区

2020 年武汉市城市居民六类健康问题素养水平由高到低依次为：安全与急救 50.03%，科学健康观 39.48%，健康信息 39.48%，传染病防治 38.07%，基本医疗 35.59% 和慢性病防治 33.91%。2020 年武汉市农村居民六类健康问题素养水平由高到低依次为安全与急救 64.63%，科学健康观 41.84%，健康信息 41.84%，传染病防治 39.85%，基本医疗 25.90% 和慢性病防治 21.42%，六类健康问题素养水平在不同地区人群中呈现的特点与健康素养总体水平一致，不同性别人群在科学健康观、慢性病防治、安全与急救、基本医疗上差异有统计学意义。（表 2-22，图 2-16）

表 2-22　不同地区组居民六类健康问题素养水平比较

居住地	人数	科学健康观	传染病防治	慢性病防治	安全与急救	基本医疗	健康信息
城市	1492	39.48%	38.07%	33.91%	56.03%	35.59%	39.48%
农村	803	41.84%	39.85%	21.42%	64.63%	25.90%	41.84%
χ^2		24.570	0.698	39.153	15.968	22.438	1.214
P		<0.001	0.403	<0.001	<0.001	<0.001	0.270

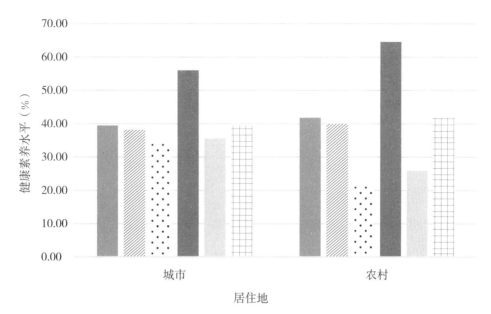

图 2-16 不同地区组居民六类健康问题素养水平比较

2. 性别

2020年由高到低依次为：安全与急救60.18%，科学健康观52.88%，健康信息40.09%，传染病防治36.58%，基本医疗32.97%和慢性病防治30.27%。2020年武汉市女性居民六类健康问题素养水平由高到低依次为安全与急救57.97%，科学健康观53.33%，传染病防治40.68%，健康信息40.51%，基本医疗31.48%和慢性病防治28.86%，六类健康问题素养水平在不同性别特征人群中呈现的特点与健康素养总体水平基本一致，不同性别人群在六类健康问题素养上差异无统计学意义。（表2-23，图2-17）

表 2-23 不同性别组居民六类健康问题素养水平比较

性别	人数	科学健康观	传染病防治	慢性病防治	安全与急救	基本医疗	健康信息
男	1110	52.88%	36.58%	30.27%	60.18%	32.97%	40.09%
女	1185	53.33%	40.68%	28.86%	57.97%	31.48%	40.51%
χ^2		0.047	4.059	0.547	1.153	0.588	0.041
P		0.829	0.044	0.460	0.283	0.443	0.839

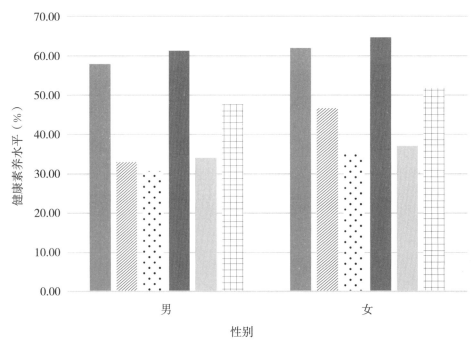

图 2-17 不同性别组居民六类健康问题素养水平比较

3. 民族

2020 年武汉市汉族居民六类健康问题素养水平由高到低依次为：安全与急救 59.08%，科学健康观 53.00%，健康信息 40.39%，传染病防治 38.67%，基本医疗 32.05% 和慢性病防治 29.45%。2020 年武汉市其他民族居民六类健康问题素养水平由高到低依次为科学健康观 62.96%，安全与急救 55.56%，基本医疗 44.44%，传染病防治 40.74%，慢性病防治 37.04% 和健康信息 33.33%，不同民族人群在六类健康问题素养上差异无统计学意义。（表 2-24，图 2-18）

表 2-24 汉族居民和其他民族居民六类健康问题素养水平比较

民族	人数	科学健康观	传染病防治	慢性病防治	安全与急救	基本医疗	健康信息
汉族	2268	53.00%	38.67%	29.45%	59.08%	32.05%	40.39%
其他	27	62.96%	40.74%	37.04%	55.56%	44.44%	33.33%
χ^2		1.064	0.048	0.737	0.137	1.876	0.552
P		0.302	0.826	0.391	0.711	0.171	0.458

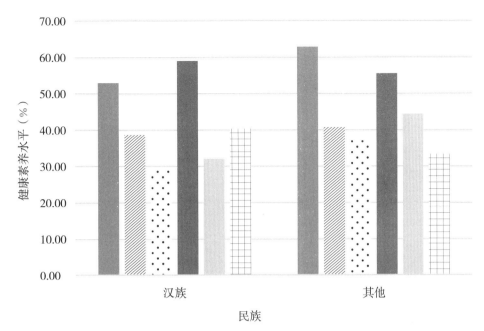

图 2-18 汉族居民和其他民族居民六类健康问题素养水平比较

4. 年龄

2020 年武汉市不同年龄组人群在六类健康素养差异有统计学意义（$P<0.05$）。其中（25～34）组人群科学健康观素养、传染病防治素养水平、安全与急救素养水平与健康信息素养水平均最高，（35～44）组人群慢性病防治素养水平、基本医疗素养水平最高。（表 2-25，图 2-19）

表 2-25 不同年龄组居民六类健康问题素养水平比较

年龄组 （岁）	人数	科学健 康观	传染病 防治	慢性病 防治	安全与 急救	基本 医疗	健康 信息
15～24	88	57.95%	32.95%	30.68%	61.36%	34.09%	47.73%
25～34	332	62.05%	46.69%	35.54%	64.76%	37.05%	51.81%
35～44	411	61.80%	45.74%	36.50%	64.48%	41.85%	48.91%
45～54	475	50.53%	38.53%	28.42%	57.26%	33.89%	39.37%
55～64	592	48.31%	37.33%	26.69%	55.57%	26.52%	35.47%
65～69	397	45.84%	28.21%	22.67%	55.42%	24.18%	28.46%
χ^2		39.11	37.629	26.955	15.428	42.311	61.960
P		<0.001	<0.001	<0.001	0.009	<0.001	<0.001

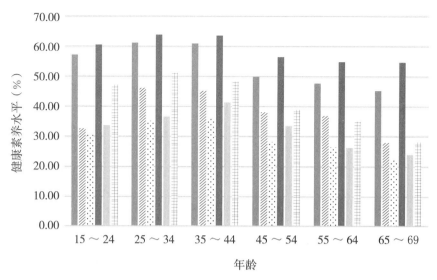

图 2-19 不同年龄组居民六类健康问题素养水平比较

5. 文化程度

2020 年武汉市居民文化水平越高,六类健康问题素养水平均越高,硕士及以上人群的六类健康素养水平最高。分别为科学健康观 77.27%,传染病防治 50.00%,慢性病防治 54.55%,安全与急救 68.18%,基本医疗 63.64%,健康信息 54.55%。六类健康问题素养水平在不同文化程度人群间差异均有统计学意义($P<0.05$)。(表 2-26,图 2-20)

表 2-26 不同文化程度居民六类健康问题素养水平比较

文化程度	人数	科学健康观	传染病防治	慢性病防治	安全与急救	基本医疗	健康信息
不识字或识字很少	47	40.43%	23.40%	8.51%	36.17%	4.26%	23.40%
小学	383	34.73%	31.07%	13.84%	56.92%	17.75%	30.29%
初中	586	51.37%	39.93%	30.20%	55.97%	31.40%	39.08%
高中/职高/中专	591	56.51%	36.38%	30.29%	60.91%	36.04%	39.26%
大专/本科	666	62.31%	44.74%	37.99%	62.61%	38.74%	48.80%
硕士及以上	22	77.27%	50.00%	54.55%	68.18%	63.64%	54.55%
χ^2		86.289	27.194	85.078	18.291	80.586	44.016
P		<0.001	<0.001	<0.001	0.003	<0.001	<0.001

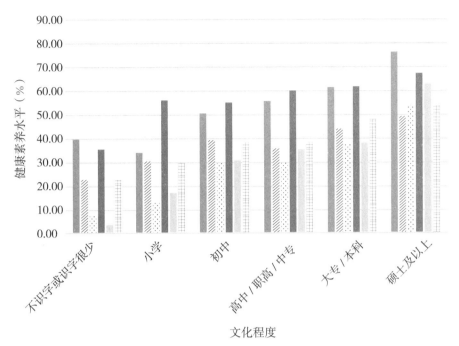

图 2-20　不同文化程度居民六类健康问题素养水平比较

6. 婚姻状况

2020 年武汉市不同婚姻状况人群六类健康问题素养水平最高的均为安全与急救，分别为未婚组 59.11%，已婚组 58.79%，分居组 66.67%，离异组 70.91%，丧偶组 54.76%。六类健康问题素养水平在不同婚姻状况人群间差异均无统计学意义（P > 0.05）。（表 2-27，图 2-21）

表 2-27　不同婚姻状况居民六类健康问题素养水平比较

婚姻状况	人数	科学健康观	传染病防治	慢性病防治	安全与急救	基本医疗	健康信息
未婚	203	51.23%	35.47%	27.09%	59.11%	32.02%	43.84%
已婚	1929	53.45%	39.19%	29.65%	58.79%	32.40%	40.38%
分居	24	58.33%	45.83%	45.83%	66.67%	29.17%	33.33%
离异	55	65.45%	41.82%	41.82%	70.91%	40.00%	43.64%
丧偶	84	40.48%	30.95%	20.24%	54.76%	23.81%	29.76%
χ^2		9.388	3.956	11.132	4.469	4.381	5.68
P		0.052	0.412	0.025	0.346	0.357	0.224

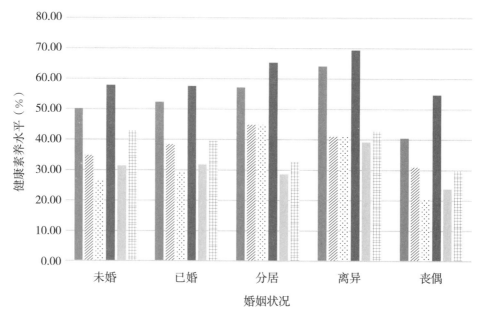

图 2-21　不同婚姻状况居民六类健康问题素养水平比较

7. 家庭人口数

2020 年武汉市不同家庭人口数人群六类健康问题素养水平最高的均为安全与急救，分别为 1～2 人组 54.80%，3～4 人组 62.90%，≥5 人组 60.65%。六类健康问题素养中传染病防治、安全与急救、基本医疗、健康信息水平在不同婚姻状况人群间差异有统计学意义（$P<0.05$），其中≥5 人组科学健康观水平最高，为 56.13%，3～4 人组传染病防治水平最高，为 41.60%，≥5 人组慢性病防治水平最高，为 30.97%，3～4 人组安全与急救水平最高，为 62.90%，3～4 人组基本医疗水平最高，为 35.54%，3～4 人组健康信息水平最高，为 45.73%。（表 2-28，图 2-22）

表 2-28　不同家庭人口数居民六类健康问题素养水平比较

人口数	人数	科学健康观	传染病防治	慢性病防治	安全与急救	基本医疗	健康信息
1～2	1051	51.67%	35.68%	29.02%	54.80%	28.64%	35.39%
3～4	1089	54.09%	41.60%	29.84%	62.90%	35.54%	45.73%
≥5	155	56.13%	38.71%	30.97%	60.65%	32.90%	35.48%
χ^2		1.865	7.895	0.337	14.676	11.694	25.350
P		0.394	0.019	0.845	0.001	0.003	0.000

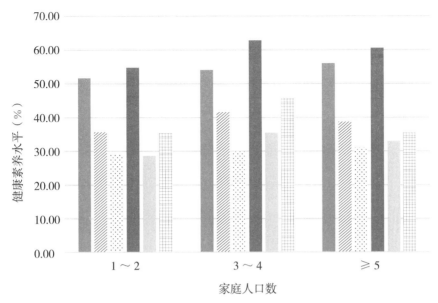

图 2-22 不同家庭人口数居民六类健康问题素养水平比较

8.家庭年收入

2020 年六类健康问题素养中科学健康观、慢性病防治、基本医疗、健康信息水平在不同家庭年收入人群间差异有统计学意义（$P<0.05$），其中≥ 300000 元组在这四类健康问题素养水平中均表现为最高，分别为科学健康观 69.41%，慢性病防治 40.00%，基本医疗 48.24%，健康信息 54.12%。（表 2-29，图 2-23）

表 2-29 不同家庭年收入居民六类健康问题素养水平比较

年收入（元）	人数	科学健康观	传染病防治	慢性病防治	安全与急救	基本医疗	健康信息
0 ～ 29999	446	45.52%	36.55%	19.73%	58.74%	23.77%	37.89%
30000 ～ 49999	392	44.64%	39.80%	23.21%	57.91%	25.26%	34.69%
50000 ～ 99999	678	51.92%	37.02%	28.76%	57.82%	29.65%	36.58%
100000 ～ 299999	694	61.96%	40.92%	38.90%	60.37%	42.07%	46.97%
≥ 300000	85	69.41%	40.00%	40.00%	64.71%	48.24%	54.12%
χ^2		52.897	3.381	62.059	2.283	66.224	29.692
P		0.000	0.496	0.000	0.684	0.000	0.000

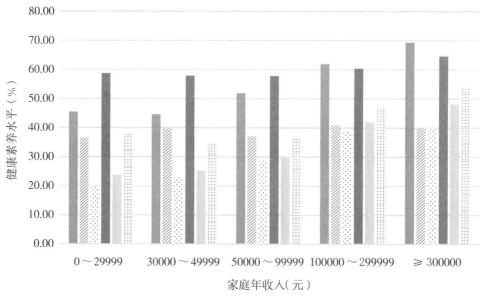

图 2-23 不同家庭年收入居民六类健康问题素养水平比较

9. 职业

2020年六类健康问题素养水平在不同职业人群间差异均有统计学意义（$p<0.05$），公务员组科学健康观水平最高，为75.00%，医务人员组传染病防治水平最高，为60.38%，医务人员组慢性病防治水平最高，为58.49%，教师组安全与急救水平最高，为86.67%，医务人员组基本医疗水平最高，为66.04%，医务人员组健康信息水平最高，为67.92%。（表2-30，图2-24）

表 2-30 不同职业居民六类健康问题素养水平比较

职业	人数	科学健康观	传染病防治	慢性病防治	安全与急救	基本医疗	健康信息
公务员	32	75.00%	56.25%	53.13%	68.75%	62.50%	59.38%
教师	30	70.00%	43.33%	56.67%	86.67%	36.67%	50.00%
医务人员	53	66.04%	60.38%	58.49%	77.36%	66.04%	67.92%
其他事业单位人员	240	54.58%	41.25%	35.00%	60.00%	37.50%	49.17%
学生	56	60.71%	32.14%	25.00%	58.93%	28.57%	46.43%
农民	528	38.26%	35.80%	15.91%	59.47%	20.08%	35.98%
工人	301	46.18%	38.21%	25.25%	55.48%	32.23%	43.52%

续表

职业	人数	科学健康观	传染病防治	慢性病防治	安全与急救	基本医疗	健康信息
其他企业人员	454	56.39%	37.44%	28.85%	53.08%	32.60%	35.90%
其他	601	62.73%	62.73%	37.27%	61.06%	35.94%	37.77%
χ^2		91.524	18.822	111.645	27.458	84.389	42.17
P		<0.001	0.016	<0.001	0.001	<0.001	<0.001

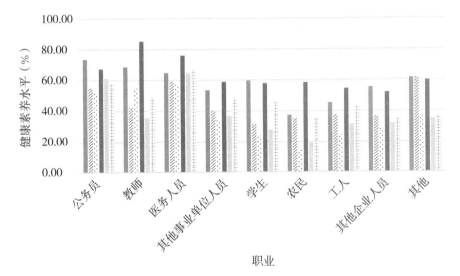

图 2-24　不同职业居民六类健康问题素养水平比较

10. 是否患慢性病

2020 年武汉市是否患慢病人群六类健康问题素养水平最高的均为安全与急救，分别为患慢病组 60.90%，不患慢病组 58.62%。六类健康问题素养水平在是否患慢病人群间差异均无统计学意义（$P > 0.05$）。（表 2-31，图 2-25）

表 2-31　不同职业居民六类健康问题素养水平比较

患慢病	人数	科学健康观	传染病防治	慢性病防治	安全与急救	基本医疗	健康信息
是	422	50.24%	35.07%	29.62%	60.90%	29.62%	36.73%
否	1873	53.76%	39.51%	29.52%	58.62%	32.78%	41.11%
χ^2		1.720	2.859	0.002	0.739	1.576	2.747
P		0.190	0.091	0.969	0.390	0.209	0.097

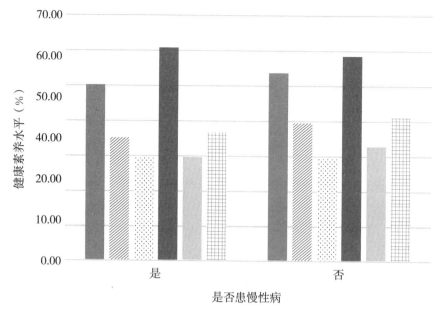

图 2-25   不同职业居民六类健康问题素养水平比较

11. 健康状况

2020 年武汉市不同家庭人口数人群六类健康问题素养水平最高的均为安全与急救，分别为好／比较好组 59.62%，一般组 57.11%，比较差／差组 55.32%。六类健康问题素养中科学健康观、传染病防治、慢性病防治、基本医疗、健康信息水平在不同婚姻状况人群间差异有统计学意义（$P<0.05$），且均为好／比较好组水平最高，分别为：科学健康观 54.51%，传染病防治 40.10%，慢性病防治 30.98%，基本医疗 33.59%，健康信息 41.60%。（表 2-32，图 2-26）

表 2-32   不同健康状况居民六类健康问题素养水平比较

健康状况	人数	科学健康观	传染病防治	慢性病防治	安全与急救	基本医疗	健康信息
好／比较好	1798	54.51%	40.10%	30.98%	59.62%	33.59%	41.60%
一般	450	49.11%	34.22%	25.33%	57.11%	27.78%	37.11%
比较差／差	47	38.30%	27.66%	14.89%	55.32%	21.28%	21.28%
χ^2		8.435	7.704	10.458	1.213	8.198	10.238
P		0.015	0.021	0.005	0.545	0.017	0.006

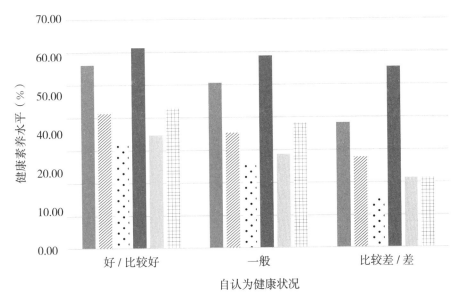

图 2-26 不同健康状况居民六类健康问题素养水平比较

（四）健康素养六类健康问题的 logistic 回归分析（表 2-33）

表 2-33　变量赋值表

因素	变量名	赋值说明
居住地	x_1	城市 =1，农村 =2
性别	x_2	男性 =1，女性 =2
民族	x_3	汉族 =1，其他 =2
年龄	x_4	15 ～ 24=1，25 ～ 34=2，35 ～ 44=3，45 ～ 54=4，55 ～ 64=5，65 ～ 69=6
文化程度	x_5	不识字或识字很少 =1，小学 =2，初中 =3，高中 / 职高 / 中专 =4，大专 / 本科 =5，硕士及以上 =6
婚姻状况	x_6	未婚 =1，已婚 =2，分居 =3，离异 / 丧偶 =4
家庭人口数	x_7	1 ～ 2=1，3 ～ 4=2，≥ 5=3
家庭年收入（元）	x_8	0 ～ 29999=1，30000 ～ 49999=2，50000 ～ 99999=3，100000 ～ 299999=4，≥ 300000=5
职业	x_9	公务员 =1，教师 =2，医务人员 =3，其他事业单位人员 =4，学生 =5，农民 =6，工人 =7，其他企业人员 =8，其他 =9
患慢性病	x_{10}	是 =1，否 =2
自认健康状况	x_{11}	好 / 比较好 =1，一般 =2，比较差 / 差 =3

因素	变量名	赋值说明
科学健康观健康素养	y_5	是 =1，否 =0
传染病防治健康素养	y_6	是 =1，否 =0
慢性病防治健康素养	y_7	是 =1，否 =0
安全与急救健康素养	y_8	是 =1，否 =0
基本医疗健康素养	y_9	是 =1，否 =0
健康信息健康素养	y_{10}	是 =1，否 =0

将因变量 y 的第1项作为参照项。

Logistic 分析结果显示对科学健康观素养分类有影响的有婚姻状况，已婚居民的科学健康观素养水平高于未婚居民，离异／丧偶居民的科学健康观素养水平低于未婚居民。（表 2-34）

表 2-34　影响科学健康观素养等级分类的相关因素 Logistic 回归分析结果

因素	β	S.E.	Wald χ^2 值	P 值	OR 值	95% CI
常数项	0.166	0.659	0.063	0.801	1.181	
居住地						
城市					1.000	
农村	0.098	0.130	0.571	0.450	1.103	0.855 ～ 1.424
性别						
男性					1.000	
女性	0.080	0.089	0.809	0.368	1.083	0.910 ～ 1.290
民族						
汉族					1.000	
其他	0.222	0.413	0.289	0.591	1.249	0.556 ～ 2.806
年龄（岁）						
15 ～ 24					1.000	
25 ～ 34	−0.005	0.371	0.000	0.990	0.995	0.481 ～ 2.061
35 ～ 44	−0.093	0.386	0.058	0.810	0.911	0.427 ～ 1.943

因素	β	S.E.	Wald χ^2 值	P 值	OR 值	95% CI
45 ～ 54	−0.337	0.389	0.751	0.386	0.714	0.333 ～ 1.531
55 ～ 64	−0.412	0.392	1.104	0.293	0.662	0.307 ～ 1.428
65 ～ 69	−0.440	0.401	1.202	0.273	0.644	0.294 ～ 1.414
文化程度						
不识字或识字很少					1.000	
小学	−0.201	0.324	0.384	0.535	0.818	0.434 ～ 1.543
初中	0.325	0.325	1.002	0.317	1.384	0.732 ～ 2.616
高中 / 职高 / 中专	0.418	0.335	1.557	0.212	1.519	0.788 ～ 2.928
大专 / 本科	0.535	0.348	2.359	0.125	1.708	0.863 ～ 3.380
硕士及以上	1.017	0.625	2.645	0.104	2.765	0.812 ～ 9.417
婚姻状况						
未婚					1.000	
已婚	0.468	0.205	5.223	0.022	1.596	1.069 ～ 2.384
分居	0.692	0.469	2.177	0.140	1.998	0.797 ～ 5.01
离异 / 丧偶	0.607	0.270	5.050	0.025	1.835	1.081 ～ 3.117
家庭人口数						
1 ～ 2					1.000	
3 ～ 4	0.087	0.098	0.786	0.375	1.091	0.900 ～ 1.321
≥ 5	0.156	0.187	0.698	0.403	1.169	0.810 ～ 1.687
家庭年收入（元）						
0 ～ 29999					1.000	
30000 ～ 49999	−0.192	0.146	1.726	0.189	0.825	0.620 ～ 1.099
50000 ～ 99999	−0.067	0.136	0.244	0.621	0.935	0.717 ～ 1.220
100000 ～ 299999	0.210	0.149	1.989	0.158	1.234	0.921 ～ 1.653
≥ 300000	0.429	0.274	2.453	0.117	1.536	0.898 ～ 2.629
职业						
公务员					1.000	
教师	−0.184	0.583	0.099	0.753	0.832	0.266 ～ 2.609

续表

因素	β	S.E.	Wald χ² 值	P 值	OR 值	95% CI
医务人员	−0.342	0.512	0.445	0.504	0.710	0.260 ～ 1.939
其他事业单位人员	−0.781	0.439	3.161	0.075	0.458	0.194 ～ 1.083
学生	−0.315	0.589	0.286	0.593	0.730	0.230 ～ 2.314
农民	−0.785	0.458	2.936	0.087	0.456	0.186 ～ 1.120
工人	−0.790	0.443	3.180	0.075	0.454	0.191 ～ 1.081
其他企业人员	−0.639	0.431	2.199	0.138	0.528	0.227 ～ 1.228
其他	−0.133	0.435	0.093	0.760	0.876	0.374 ～ 2.052
患慢性病						
是					1.000	
否	−0.146	0.129	1.288	0.256	0.864	0.671 ～ 1.112
自认健康状况						
好 / 比较好					1.000	
一般	−0.025	0.121	0.043	0.835	0.975	0.770 ～ 1.235
比较差 / 差	−0.507	0.326	2.424	0.119	0.602	0.318 ～ 1.140

对传染病防治素养分类有影响的有性别、文化程度，女性的传染病防治素养水平高于男性，文化程度为初中的居民的传染病防治素养水平高于不识字或识字很少的居民。（表2-35）

表2-35 影响传染病防治素养等级分类的相关因素 Logistic 回归分析结果

因素	β	S.E.	Wald χ² 值	P 值	OR 值	95% CI
常数项	−1.083	0.660	2.697	0.101	0.339	
居住地						
城市					1.000	
农村	0.216	0.129	2.814	0.093	1.241	0.964 ～ 1.596
性别						
男性					1.000	
女性	0.209	0.090	5.425	0.020	1.232	1.034 ～ 1.469
民族						

续表

因素	β	S.E.	Wald χ^2 值	P 值	OR 值	95% CI
汉族					1.000	
其他	0.035	0.407	0.007	0.932	1.035	0.466～2.299
年龄（岁）						
15～24					1.000	
25～34	0.309	0.382	0.651	0.420	1.361	0.643～2.881
35～44	0.283	0.396	0.511	0.475	1.327	0.611～2.883
45～54	0.069	0.400	0.029	0.864	1.071	0.489～2.344
55～64	0.053	0.402	0.017	0.895	1.054	0.479～2.319
65～69	−0.320	0.413	0.602	0.438	0.726	0.323～1.630
文化程度						
不识字或识字很少					1.000	
小学	0.327	0.367	0.791	0.374	1.387	0.675～2.849
初中	0.766	0.369	4.320	0.038	2.151	1.045～4.430
高中／职高／中专	0.619	0.378	2.675	0.102	1.856	0.884～3.896
大专／本科	0.917	0.390	5.543	0.019	2.503	1.166～5.371
硕士及以上	0.993	0.588	2.846	0.092	2.699	0.852～8.553
婚姻状况						
未婚					1.000	
已婚	0.266	0.207	1.663	0.197	1.305	0.871～1.956
分居	0.631	0.464	1.852	0.174	1.880	0.757～4.664
离异／丧偶	0.325	0.275	1.395	0.238	1.384	0.807～2.372
家庭人口数						
1～2					1.000	
3～4	0.186	0.099	3.555	0.059	1.204	0.993～1.460
≥5	0.084	0.187	0.200	0.655	1.087	0.753～1.570
家庭年收入（元）						
0～29999					1.000	
30000～49999	0.032	0.148	0.047	0.829	1.032	0.772～1.380

因素	β	S.E.	Wald χ^2 值	P 值	OR 值	95% CI
50000 ～ 99999	−0.126	0.139	0.832	0.362	0.881	0.671 ～ 1.156
100000 ～ 299999	−0.087	0.151	0.334	0.563	0.916	0.681 ～ 1.232
≥ 300000	−0.203	0.264	0.590	0.443	0.816	0.487 ～ 1.370
职业						
公务员					1.000	
教师	−0.503	0.525	0.917	0.338	0.605	0.216 ～ 1.693
医务人员	0.125	0.465	0.072	0.788	1.133	0.455 ～ 2.822
其他事业单位人员	−0.562	0.391	2.062	0.151	0.570	0.265 ～ 1.228
学生	−0.634	0.566	1.255	0.263	0.531	0.175 ～ 1.609
农民	−0.513	0.414	1.540	0.215	0.598	0.266 ～ 1.347
工人	−0.466	0.396	1.385	0.239	0.627	0.288 ～ 1.364
其他企业人员	−0.662	0.382	3.002	0.083	0.516	0.244 ～ 1.091
其他	−0.405	0.385	1.107	0.293	0.667	0.314 ～ 1.418
患慢性病						
是					1.000	
否	−0.090	0.132	0.463	0.496	0.914	0.706 ～ 1.183
自认健康状况						
好 / 比较好					1.000	
一般	−0.167	0.123	1.829	0.176	0.847	0.665 ～ 1.078
比较差 / 差	−0.445	0.343	1.680	0.195	0.641	0.327 ～ 1.256

对慢性病防治素养分类有影响的有文化程度、婚姻状况、家庭年收入、职业、是否患慢性病、自认健康状况。初中、高中、大专 / 本科、硕士及以上文化程度居民的慢性病防治素养水平高于不识字或识字很少的居民。分居、离异 / 丧偶居民的慢性病防治素养水平高于未婚居民。家庭年收入 100000 ～ 299999 元居民的慢性病防治素养水平高于 0 ～ 29999 元的居民。学生、工人、其他企业人员慢性病防治素养水平低于公务员。未患慢性病的居民的慢性病防治素养水平低于患病居民。自认健康状况比较差 / 差的居民的慢性病防治素养水平低于自认健康状况好 / 比较好的居民。（表 2-36）

表 2-36 影响慢性病防治素养等级分类的相关因素 logistic 回归分析结果

因素	β	S.E.	Wald χ^2 值	P 值	OR 值	95% CI
常数项	−1.163	0.782	2.212	0.137	0.312	
居住地						
城市					1.000	
农村	−0.158	0.140	1.280	0.258	0.854	0.649 ～ 1.123
性别						
男性					1.000	
女性	0.003	0.098	0.001	0.976	1.003	0.828 ～ 1.215
民族						
汉族					1.000	
其他	0.058	0.423	0.019	0.890	1.060	0.463 ～ 2.429
年龄（岁）						
15 ～ 24					1.000	
25 ～ 34	−0.396	0.398	0.992	0.319	0.673	0.308 ～ 1.468
35 ～ 44	−0.398	0.413	0.926	0.336	0.672	0.299 ～ 1.510
45 ～ 54	−0.576	0.418	1.900	0.168	0.562	0.248 ～ 1.275
55 ～ 64	−0.620	0.420	2.176	0.140	0.538	0.236 ～ 1.226
65 ～ 69	−0.812	0.432	3.532	0.060	0.444	0.190 ～ 1.035
文化程度						
不识字或识字很少					1.000	
小学	0.665	0.553	1.445	0.229	1.945	0.658 ～ 5.750
初中	1.330	0.546	5.938	0.015	3.782	1.297 ～ 11.026
高中 / 职高 / 中专	1.142	0.553	4.270	0.039	3.133	1.061 ～ 9.257
大专 / 本科	1.356	0.561	5.840	0.016	3.879	1.292 ～ 11.646
硕士及以上	1.817	0.718	6.401	0.011	6.155	1.506 ～ 25.156
婚姻状况						
未婚					1.000	
已婚	0.335	0.230	2.117	0.146	1.398	0.890 ～ 2.197
分居	1.191	0.485	6.045	0.014	3.291	1.273 ～ 8.507

因素	β	S.E.	Wald χ^2 值	P 值	OR 值	95% CI
离异 / 丧偶	0.612	0.304	4.054	0.044	1.844	1.016 ~ 3.345
家庭人口数						
1 ~ 2			0.219	0.896	1.000	
3 ~ 4	0.042	0.108	0.151	0.698	1.043	0.844 ~ 1.289
≥ 5	0.075	0.204	0.136	0.712	1.078	0.723 ~ 1.607
家庭年收入（元）						
0 ~ 29999					1.000	
30000 ~ 49999	0.051	0.177	0.084	0.771	1.053	0.745 ~ 1.488
50000 ~ 99999	0.194	0.159	1.485	0.223	1.214	0.889 ~ 1.659
100000 ~ 299999	0.521	0.168	9.610	0.002	1.684	1.211 ~ 2.341
≥ 300000	0.520	0.277	3.513	0.061	1.682	0.977 ~ 2.896
职业						
公务员					1.000	
教师	0.233	0.525	0.197	0.657	1.262	0.451 ~ 3.531
医务人员	0.379	0.464	0.669	0.414	1.461	0.589 ~ 3.626
其他事业单位人员	−0.626	0.391	2.570	0.109	0.535	0.249 ~ 1.150
学生	−1.234	0.584	4.473	0.034	0.291	0.093 ~ 0.914
农民	−0.777	0.423	3.374	0.066	0.460	0.201 ~ 1.053
工人	−0.804	0.399	4.063	0.044	0.447	0.205 ~ 0.978
其他企业人员	−0.867	0.382	5.159	0.023	0.420	0.199 ~ 0.888
其他	−0.257	0.383	0.450	0.502	0.773	0.365 ~ 1.639
患慢性病						
是					1.000	
否	−0.355	0.144	6.077	0.014	0.701	0.528 ~ 0.930
自认健康状况						
好 / 比较好					1.000	
一般	−0.161	0.138	1.366	0.243	0.851	0.650 ~ 1.115
比较差 / 差	−0.958	0.440	4.743	0.029	0.384	0.162 ~ 0.909

对安全与急救素养分类有影响的有居住地、文化程度、家庭人口数、是否患慢性病。农村居民的安全与急救素养水平高于城市居民，不识字或识字很少居民的安全与急救素养水平低于其他文化程度的居民。家庭人口数为 3～4 人的居民的安全与急救素养水平高于家庭人口数为 1～2 人的居民。未患慢性病的居民的安全与急救素养水平低于患病居民。（表 2-37）

表 2-37　影响安全与急救素养等级分类的相关因素 logistic 回归分析结果

因素	β	S.E.	Wald χ^2 值	P 值	OR 值	95% CI
常数项	-0.361	0.655	0.304	0.581	0.697	
居住地						
城市					1.000	
农村	0.628	0.136	21.229	0	1.874	1.435～2.448
性别						
男性					1.000	
女性	-0.083	0.089	0.858	0.354	0.921	0.773～1.097
民族						
汉族					1.000	
其他	-0.356	0.408	0.764	0.382	0.700	0.315～1.557
年龄（岁）						
15～24					1.000	
25～34	-0.149	0.386	0.149	0.700	0.862	0.405～1.835
35～44	-0.147	0.399	0.136	0.712	0.863	0.394～1.888
45～54	-0.405	0.402	1.012	0.314	0.667	0.303～1.468
55～64	-0.487	0.405	1.447	0.229	0.615	0.278～1.358
65～69	-0.414	0.413	1.002	0.317	0.661	0.294～1.487
文化程度						
不识字或识字很少					1.000	
小学	0.715	0.329	4.715	0.030	2.044	1.072～3.897
初中	0.908	0.333	7.433	0.006	2.479	1.291～4.761
高中 / 职高 / 中专	1.216	0.344	12.529	0	3.374	1.721～6.617
大专 / 本科	1.233	0.356	11.976	0.001	3.433	1.707～6.904

续表

因素	β	S.E.	Wald χ^2 值	P 值	OR 值	95% CI
硕士及以上	1.318	0.592	4.953	0.026	3.735	1.17 ~ 11.921
婚姻状况						
未婚					1.000	
已婚	0.124	0.204	0.371	0.542	1.133	0.759 ~ 1.690
分居	0.734	0.484	2.303	0.129	2.084	0.807 ~ 5.381
离异 / 丧偶	0.459	0.273	2.827	0.093	1.582	0.927 ~ 2.701
家庭人口数						
1 ~ 2					1.000	
3 ~ 4	0.277	0.098	8.040	0.005	1.320	1.089 ~ 1.599
≥ 5	0.180	0.186	0.935	0.334	1.198	0.831 ~ 1.726
家庭年收入（元）						
0 ~ 29999					1.000	
30000 ~ 49999	−0.091	0.147	0.386	0.534	0.913	0.685 ~ 1.217
50000 ~ 99999	−0.023	0.137	0.028	0.868	0.978	0.748 ~ 1.278
100000 ~ 299999	−0.010	0.150	0.005	0.946	0.990	0.738 ~ 1.328
≥ 300000	0.036	0.269	0.018	0.895	1.036	0.612 ~ 1.754
职业						
公务员					1.000	
教师	1.244	0.669	3.461	0.063	3.470	0.936 ~ 12.870
医务人员	0.490	0.514	0.911	0.340	1.633	0.597 ~ 4.467
其他事业单位人员	−0.202	0.414	0.239	0.625	0.817	0.363 ~ 1.839
学生	−0.455	0.577	0.622	0.430	0.634	0.205 ~ 1.966
农民	−0.175	0.436	0.161	0.688	0.839	0.357 ~ 1.974
工人	−0.227	0.418	0.294	0.587	0.797	0.351 ~ 1.809
其他企业人员	−0.455	0.404	1.268	0.260	0.634	0.287 ~ 1.401
其他	0.118	0.408	0.083	0.773	1.125	0.505 ~ 2.505
患慢性病						
是					1.000	

因素	β	S.E.	Wald χ^2 值	P 值	OR 值	95% CI
否	−0.274	0.130	4.457	0.035	0.760	0.589 ～ 0.981
自认健康状况						
好 / 比较好					1.000	
一般	−0.137	0.121	1.284	0.257	0.872	0.689 ～ 1.105
比较差 / 差	−0.296	0.313	0.899	0.343	0.743	0.403 ～ 1.372

对基本医疗素养分类有影响的有文化程度、家庭人口数、家庭年收入、职业。不识字或识字很少居民的基本医疗素养水平低于其他文化程度的居民。家庭人口数为 3 ～ 4 人的居民的基本医疗素养水平高于家庭人口数为 1 ～ 2 人的居民。家庭年收入 100000 元以上的居民的基本医疗素养水平高于年收入 0 ～ 29999 元的居民。其他事业单位人员、学生、农民、工人、其他企业人员的基本医疗素养水平低于公务员。（表 2-38 ）

表 2-38　影响基本医疗素养等级分类的相关因素 logistic 回归分析结果

因素	β	S.E.	Wald χ^2 值	P 值	OR 值	95% CI
常数项	−1.888	0.927	4.144	0.042	0.151	
居住地						
城市					1.000	
农村	−0.091	0.136	0.446	0.504	0.913	0.699 ～ 1.193
性别						
男性					1.000	
女性	0.042	0.095	0.193	0.661	1.043	0.865 ～ 1.256
民族						
汉族					1.000	
其他	0.418	0.411	1.036	0.309	1.519	0.679 ～ 3.400
年龄（岁）						
15 ～ 24					1.000	
25 ～ 34	−0.293	0.387	0.576	0.448	0.746	0.349 ～ 1.591
35 ～ 44	−0.117	0.401	0.085	0.771	0.890	0.406 ～ 1.952

因素	β	S.E.	Wald χ^2 值	P 值	OR 值	95% CI
45～54	−0.290	0.405	0.514	0.473	0.748	0.338～1.654
55～64	−0.574	0.408	1.973	0.160	0.563	0.253～1.255
65～69	−0.582	0.420	1.927	0.165	0.559	0.245～1.271
文化程度						
不识字或识字很少					1.000	
小学	1.676	0.741	5.119	0.024	5.342	1.251～22.810
初中	2.241	0.737	9.234	0.002	9.401	2.216～39.893
高中／职高／中专	2.295	0.742	9.564	0.002	9.920	2.317～42.468
大专／本科	2.173	0.748	8.441	0.004	8.789	2.028～38.081
硕士及以上	2.879	0.879	10.720	0.001	17.793	3.175～99.693
婚姻状况						
未婚					1.000	
已婚	0.106	0.219	0.237	0.627	1.112	0.724～1.708
分居	0.071	0.509	0.020	0.889	1.074	0.396～2.915
离异／丧偶	0.323	0.293	1.217	0.270	1.381	0.778～2.452
家庭人口数						
1～2					1.000	
3～4	0.265	0.105	6.422	0.011	1.304	1.062～1.601
≥5	0.106	0.201	0.281	0.596	1.112	0.751～1.648
家庭年收入（元）						
0～29999					1.000	
30000～49999	−0.097	0.168	0.333	0.564	0.908	0.653～1.261
50000～99999	0.024	0.152	0.025	0.874	1.024	0.760～1.380
100000～299999	0.433	0.161	7.197	0.007	1.542	1.124～2.115
≥300000	0.636	0.269	5.569	0.018	1.888	1.114～3.202
职业						
公务员					1.000	
教师	−1.046	0.544	3.693	0.055	0.351	0.121～1.021

续表

因素	β	S.E.	Wald χ^2 值	P 值	OR 值	95% CI
医务人员	0.306	0.483	0.401	0.526	1.358	0.527 ~ 3.500
其他事业单位人员	−0.959	0.404	5.628	0.018	0.383	0.174 ~ 0.846
学生	−1.540	0.583	6.989	0.008	0.214	0.068 ~ 0.671
农民	−0.993	0.432	5.294	0.021	0.370	0.159 ~ 0.863
工人	−0.861	0.410	4.418	0.036	0.423	0.189 ~ 0.943
其他企业人员	−1.118	0.395	7.998	0.005	0.327	0.151 ~ 0.710
其他	−0.711	0.398	3.203	0.074	0.491	0.225 ~ 1.070
患慢性病						
是					1.000	
否	−0.152	0.141	1.158	0.282	0.859	0.651 ~ 1.133
自认健康状况						
好 / 比较好					1.000	
一般	−0.062	0.133	0.218	0.641	0.940	0.724 ~ 1.220
比较差 / 差	−0.465	0.382	1.479	0.224	0.628	0.297 ~ 1.329

对健康信息素养分类有影响的有居住地、年龄、文化程度、家庭人口数、家庭年收入、职业、自认健康状况。农村居民的健康信息素养水平高于城市居民，65 ～ 69 岁居民的健康信息素养水平低于 15 ～ 24 岁居民，初中、大专 / 本科居民的健康信息素养水平高于不识字或识字很少居民。家庭人口数为 3 ～ 4 人的居民的健康信息素养水平高于家庭人口数为 1 ～ 2 的居民。家庭年收入 30000 ～ 49999 的居民的健康信息素养水平低于年收入 0 ～ 29999 的居民。其他企业人员的健康信息素养水平低于公务员。自认健康状况比较差 / 差的居民的健康信息素养水平低于自认健康状况好 / 比较好的居民。（表 2-39）

表 2-39 影响健康信息素养等级分类的相关因素 logistic 回归分析结果

因素	β	S.E.	Wald χ^2 值	P 值	OR 值	95% CI
常数项	−0.407	0.661	0.379	0.538	0.665	
居住地						
城市					1.000	

因素	β	S.E.	Wald χ^2 值	P 值	OR 值	95% CI
农村	0.328	0.130	6.387	0.011	1.388	1.076～1.790
性别						
男性					1.000	
女性	0.095	0.090	1.092	0.296	1.099	0.921～1.312
民族						
汉族					1.000	
其他	−0.429	0.429	1.002	0.317	0.651	0.281～1.509
年龄（岁）						
15～24					1.000	
25～34	−0.091	0.374	0.060	0.807	0.913	0.439～1.899
35～44	−0.206	0.388	0.282	0.595	0.814	0.381～1.740
45～54	−0.524	0.392	1.789	0.181	0.592	0.275～1.276
55～64	−0.631	0.394	2.558	0.110	0.532	0.246～1.153
65～69	−0.899	0.405	4.921	0.027	0.407	0.184～0.901
文化程度						
不识字或识字很少					1.000	
小学	0.253	0.369	0.472	0.492	1.288	0.625～2.654
初中	0.749	0.370	4.104	0.043	2.116	1.025～4.368
高中/职高/中专	0.745	0.380	3.852	0.050	2.107	1.001～4.435
大专/本科	0.892	0.391	5.202	0.023	2.440	1.134～5.253
硕士及以上	0.908	0.595	2.329	0.127	2.480	0.773～7.962
婚姻状况						
未婚					1.000	
已婚	0.192	0.205	0.873	0.350	1.212	0.810～1.812
分居	0.133	0.487	0.075	0.785	1.142	0.440～2.967
离异/丧偶	0.265	0.276	0.922	0.337	1.304	0.759～2.241
家庭人口数						
1～2					1.000	

续表

因素	β	S.E.	Wald χ^2 值	P 值	OR 值	95% CI
3 ～ 4	0.242	0.099	6.037	0.014	1.274	1.050 ～ 1.546
≥ 5	−0.215	0.193	1.240	0.266	0.807	0.553 ～ 1.177
家庭年收入（元）						
0 ～ 29999					1.000	
30000 ～ 49999	−0.298	0.151	3.888	0.049	0.742	0.552 ～ 0.998
50000 ～ 99999	−0.179	0.140	1.641	0.200	0.836	0.636 ～ 1.100
100000 ～ 299999	0.136	0.151	0.808	0.369	1.146	0.852 ～ 1.541
≥ 300000	0.376	0.261	2.072	0.150	1.457	0.873 ～ 2.432
职业						
公务员					1.000	
教师	−0.326	0.535	0.373	0.541	0.721	0.253 ～ 2.057
医务人员	0.347	0.482	0.518	0.472	1.415	0.550 ～ 3.641
其他事业单位人员	−0.349	0.400	0.763	0.382	0.705	0.322 ～ 1.544
学生	−0.671	0.560	1.433	0.231	0.511	0.170 ～ 1.533
农民	−0.395	0.423	0.874	0.350	0.673	0.294 ～ 1.543
工人	−0.214	0.405	0.280	0.597	0.807	0.365 ～ 1.785
其他企业人员	−0.864	0.391	4.875	0.027	0.421	0.196 ～ 0.908
其他	−0.449	0.394	1.298	0.255	0.638	0.295 ～ 1.382
患慢性病						
是					1.000	
否	−0.169	0.132	1.638	0.201	0.844	0.652 ～ 1.094
自认健康状况						
好 / 比较好					1.000	
一般	−0.028	0.123	0.051	0.821	0.973	0.764 ～ 1.238
比较差 / 差	−0.793	0.374	4.501	0.034	0.453	0.218 ～ 0.941

四、 健康素养全部条目分析

（一）全部条目的正确率及分布

结果显示，回答正确率前5位依次为应暂缓给儿童打疫苗情况(88.54%)、出现雷电天气时的正确做法（83.80%）、发生烈性传染病时正确的做法（83.18%）、发现病死禽畜正确的做法（81.26%）、从事有毒有害作业时工作人员的正确做法（81.00%），正确率均超过了80%。而回答正确率最低的依次是关于肝脏描述（33.29%）、"OTC"标识知识（34.86%）、全国统一的免费卫生热线电话号码（36.60%）、BMI如何计算（40.78%）、如何评价BMI指数（41.83%）。居民回答正确率>80%的调查条目为5个，占总调查条目的10%。居民回答正确率在70%～80%的调查条目为15个，占总调查条目的30%。居民回答正确率在60%～70%的调查条目为18个，占总调查条目的36%。居民回答正确率<60%的调查条目为12个，占总调查条目的24%。（表2-40）

表2-40 健康素养调查问卷各条目的回答正确率

条目	具体内容	人数	回答正确率（%）
	母乳喂养对婴儿的好处	1137	49.54
	健康体检发现的问题和疾病	1372	59.78
	关于促进心理健康的方法	1522	66.32
科学 健康观	保健食品是否能代替药品治病	1501	65.40
	关于就医的说法	1716	74.77
	缺碘最主要的危害	1688	73.55
	剧烈活动时，会因大量出汗而丢失体内水分	1791	78.04
	关于健康的概念	1749	76.21
	咳嗽、打喷嚏时，正确的处理方法	1206	52.55
	预防流感最好的办法	1422	61.96
传染病 防治	关于开窗通风的错误说法	1776	77.39
	肺结核病人的治疗	1499	65.32
	乙肝传染方式	1732	75.47
	应暂缓给儿童打疫苗情况	2032	88.54

条目	具体内容	人数	回答正确率（%）
慢性病防治	吃豆腐、豆浆等大豆制品的好处	1140	49.67
	运动对健康的好处	1549	67.50
	关于自测血压的说法	1492	65.01
	关于吸烟危害的说法	1511	65.84
	可以用吃水果代替吃蔬菜	1419	61.83
	癌症早期危险信号	1484	64.66
	儿童青少年也可能发生抑郁症	1530	66.67
	控制体重可以采取哪些方式	1308	56.99
	超重肥胖容易患哪种疾病	1692	73.73
安全与急救	有病后要首先选择输液	1378	60.04
	发生火灾时，正确逃生方法	1548	67.45
	保管农药的注意事项	1614	70.33
	呼吸、心搏骤停时采取的措施	1575	68.63
	发现病死禽畜应做到	1865	81.26
	皮肤轻度烫伤出现水泡正确的方法	1667	72.64
	警示图表示	1669	72.72
	从事有毒有害作业时工作人员的正确做法	1859	81.00
	出现雷电天气时的正确做法	1923	83.80
	遇到煤气中毒的正确做法	1769	77.08
基本医疗	关于肝脏描述	764	33.29
	"OTC"标识知识	800	34.86
	慢性病患者可以根据自己的感受调整治疗方案	1378	60.04
	关于国家基本公共卫生服务的理解	1366	59.52
	测量体温	1396	60.8
	孩子出现发热、皮疹等症状，家长处理方法	1677	73.07
	用玻璃体温计测体温时，正确的读数方法	1502	65.45
	关于就医的说法	1590	69.28

续表

条目	具体内容	人数	回答正确率（%）
基本医疗	出现发热症状的正确做法	1603	69.85
	以下关于就医的说法，错误的是	1834	79.91
	服药后出现不良反应的正确做法	1812	78.95
健康信息	全国统一的免费卫生热线电话号码	840	36.60
	BMI 计算方法	936	40.78
	如何评价 BMI 指数	960	41.83
	选购包装食品时，应注意包装袋上的哪些信息	1338	58.30
	如何正确对待报纸上的降糖产品广告	1799	78.39
	发生烈性传染病正确的做法	1909	83.18

五、2018—2020 年健康素养趋势分析

（一）2018—2020 年武汉市居民人口学特征

2018—2020 年健康素养调查共监测 10044 人，调查人数分别为 5205 人、2544 人和 2295 人，调查对象平均年龄分别为（49.09±13.68）、（46.85±13.44）和（49.45±13.75）。2018—2020 年调查对象男女性别比分别为 1∶1.2、1∶1.1 和 1∶1.1；民族均以汉族为主，年龄均以 55～64 岁组构成比最高，平均家庭人口数均为 3 人，自认健康状况均以好/比较好为主，详见表 2-41。

表 2-41　2018—2020 年武汉市居民人口学特征

人口学特征	2018 年		2019 年		2020 年		合计	
	人数	构成比（%）	人数	构成比（%）	人数	构成比（%）	人数	构成比（%）
居住地								
城市	3315	63.69	1324	52.04	1492	65.01	6131	61.04
农村	1890	36.31	1220	47.96	803	34.99	3913	38.96
性别								
男性	2408	46.26	1238	48.66	1110	48.37	4756	47.35
女性	2797	53.74	1306	51.34	1185	51.63	5288	52.65

续表

人口学特征	2018 年		2019 年		2020 年		合计	
	人数	构成比（％）	人数	构成比（％）	人数	构成比（％）	人数	构成比（％）
民族								
汉族	5168	99.29	2522	99.14	2268	98.82	9958	99.14
其他	37	0.71	22	0.86	27	1.18	86	0.86
年龄（岁）								
15～24	209	4.02	94	3.69	88	3.83	391	3.89
25～34	759	14.58	462	18.16	332	14.47	1553	15.46
35～44	853	16.39	555	21.82	411	17.91	1819	18.11
45～54	1232	23.67	541	21.27	475	20.70	2248	22.38
55～64	1343	25.80	639	25.12	592	25.80	2574	25.63
65～69	809	15.54	253	9.94	397	17.3	1459	14.53
文化程度								
不识字或识字很少	141	2.71	37	1.45	47	2.05	225	2.24
小学	550	10.57	269	10.57	383	16.69	1202	11.97
初中	1431	27.49	751	29.52	586	25.53	2768	27.56
高中／高／中专	1524	29.28	697	27.40	591	25.75	2812	28
大专／本科	1417	27.22	704	27.67	666	29.02	2787	27.75
硕士及以上	142	2.73	86	3.38	22	0.96	250	2.49
家庭人口数								
1～2	1764	33.89	701	27.56	1051	45.80	3516	35.01
3～4	2603	50.01	1661	65.29	1089	47.45	5353	53.3
≥5	838	16.10	182	7.15	155	6.75	1175	11.7
家庭年收入（元）								
0～29999	539	10.36	225	8.84	446	19.43	1210	12.05
30000～49999	969	18.62	302	11.87	392	17.08	1663	16.56
50000～99999	1826	35.08	933	36.67	678	29.54	3437	34.22

人口学特征	2018 年		2019 年		2020 年		合计	
	人数	构成比（%）	人数	构成比（%）	人数	构成比（%）	人数	构成比（%）
100000～299999	1589	30.53	973	38.25	694	30.24	3256	32.42
≥ 300000	282	5.42	111	4.36	85	3.7	478	4.76
职业								
公务员	89	1.71	32	1.26	32	1.39	153	1.52
教师	231	4.44	104	4.09	30	1.31	365	3.63
医务人员	127	2.44	47	1.85	53	2.31	227	2.26
其他事业单位人员	608	11.68	275	10.81	240	10.46	1123	11.18
学生	110	2.11	56	2.2	56	2.44	222	2.21
农民	699	13.43	449	17.65	528	23.01	1676	16.69
工人	684	13.14	339	13.33	301	13.12	1324	13.18
其他企业人员	815	15.66	605	23.78	454	19.78	1874	18.66
其他	1842	35.39	637	25.04	601	26.19	3080	30.67
患慢性病								
是	2610	50.14	467	18.36	422	18.39	3499	34.84
否	2595	49.86	2077	81.64	1873	81.61	6545	65.16
自认健康状况								
好/比较好	3341	64.19	1816	71.38	1798	78.34	6955	69.25
一般	1643	31.57	658	25.86	450	19.61	2751	27.39
比较差/差	221	4.25	70	2.75	47	2.05	338	3.37
合计	5205	100	2544	100	2295	100	10044	100

（二）2018—2020 年健康素养水平变化趋势

在进行历年居民健康素养水平比较与分析前先对性别、年龄因素进行标化。为了便于纵向分析比较，以第六次人口普查数据中武汉市人口构成作为标准人口计算标化率。2018—2020 年武汉市居民健康素养水平分别为 19.29%、23.43% 和 28.19%，标化率分别为 24.88%、25.67%、32.83%。Cochran-Armitage 趋势检验结果显示，健康素养水平呈逐年上升趋势（$Z=8.647$，$P<0.001$），3 年绝对增长量和 3 年增幅分

别为 7.95% 和 31.95%。2018—2020 年武汉市居民三个方面素养水平变化不一致，Cochran-Armitage 趋势检验结果显示，基本知识理念和健康生活方式与行为素养水平总体呈上升趋势，健康技能素养水平总体呈下降趋势。调查对象基本知识和理念素养水平高峰为 2019 年的 43.83%，2020 年与之相比虽有下降，但仍比 2018 年有所提高，总体呈上升趋势，经标化后 3 年绝对增长量和 3 年增幅分别为 0.56 % 和 1.46 %；健康生活方式与行为素养水平从 2018 年的 17.29% 上升到 2020 年的 35.51%，呈逐年上升趋势（Z=17.198，P<0.001），经标化后 3 年绝对增长量和 3 年增幅分别为 16.80 % 和 82.88 %；健康技能素养水平高峰出现在 2018 年，总体呈下降趋势（Z=-6.909，P<0.001），健康生活方式与行为素养水平 3 年绝对增长量和 3 年增幅均高于健康生活方式与行为、基本技能。2018—2020 年武汉市居民六类健康问题素养水平变化不一致，Cochran-Armitage 趋势检验结果显示，传染病防治、慢性病防治和基本医疗素养水平总体呈上升趋势，科学健康观、安全与急救和健康信息素养水平的未见明显变化趋势（P>0.05）。调查对象传染病防治素养水平高峰为 2020 年的 38.69%，2019 年素养水平虽低于 2018 年，但总体呈上升趋势（Z=17.198，P<0.001）；慢性病防治素养水平高峰为 2019 年的 34.79%，2020 年的 29.54% 与之相比虽有下降，但仍比 2018 年的 18.98% 有所提高，总体呈上升趋势（Z=12.082，P<0.001）；慢性病防治素养水平高峰为 2019 年的 34.79%，2020 年的 29.54% 与之相比虽有下降，但仍比 2018 年的 18.98% 有所提高，总体呈上升趋势（Z=12.082，P<0.001）；基本医疗素养水平高峰为 2020 年的 32.20%，2019 年素养水平虽低于 2018 年，但总体呈上升趋势（Z=3.334，P<0.001），传染病防治和慢性病防治素养水平 3 年绝对增长量和 3 年增幅均高于其他四类问题，见表 2-42，图 2-27、图 2-28、图 2-29。

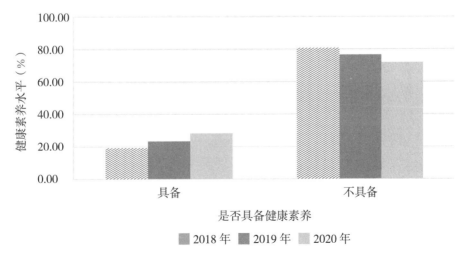

图 2-27　2018—2020 年武汉市居民健康素养水平变化

表 2-42 2018—2020 年武汉市居民健康素养水平具备率变化趋势

指标	2018 年		2019 年		2020 年		年均值	3 年绝对增长量	3 年增幅	Z	P
	率（%）	标化率（%）	率（%）	标化率（%）	率（%）	标化率（%）					
健康素养水平	19.29	24.88	23.43	25.67	28.19	32.83	27.79	7.95	31.95	8.647	<0.001
三个方面											
基本知识和理念	33.95	38.28	43.83	47.49	34.95	38.84	41.54	0.56	1.46	2.603	0.009
健康生活方式与行为	17.29	20.27	24.61	26.45	35.51	37.07	27.93	16.80	82.88	17.198	<0.001
健康技能	33.2	37.72	24.06	26.87	26.8	30.45	31.68	−7.27	−19.27	−6.909	<0.001
六类健康问题											
科学健康观	52.81	54.86	54.17	56.05	53.12	56.53	55.81	1.67	3.04	0.464	0.643
传染病防治	26.05	29.14	17.73	17.49	38.69	39.43	28.69	10.29	35.31	8.653	<0.001
慢性病防治	18.98	22.48	34.79	37.47	29.54	31.56	30.50	9.08	40.39	12.082	<0.001
安全与急救	57.79	63.21	57.11	63.3	59.04	60.95	53.78	−28.38	−44.90	0.795	0.426
基本医疗	27.84	30.54	27	28.28	32.2	34.83	31.22	4.29	14.05	3.334	<0.001
健康信息	40.96	45.94	39.66	42.95	40.31	45.05	44.65	−0.89	−1.94	−0.724	0.469

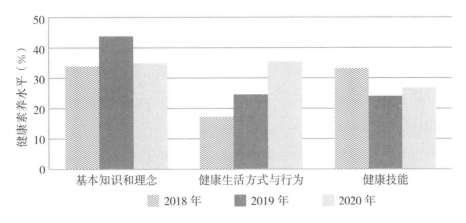

图 2-28 2018—2020 年武汉市居民三个方面健康素养水平变化

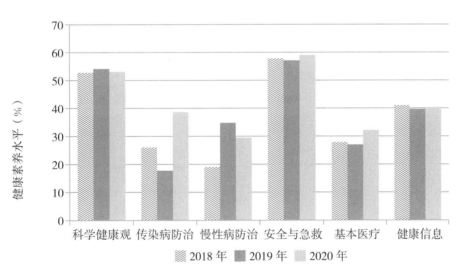

图 2-29 2018—2020 年武汉市居民六类健康问题健康素养水平变化

（三）不同人口学特征总体健康素养水平趋势分析

1. 居住地

2018—2020 年武汉市不同居住地居民健康素养水平变化相一致，Cochran-Armitage 趋势检验结果显示，城市和农村居民健康素养水平总体均呈上升趋势。城市居民健康素养水平从 2018 年的 23.32% 上升到 2020 年的 29.76%，变化趋势具有统计学意义（Z=4.570，P<0.001）；农村居民健康素养水平从 2018 年的 12.22% 上升到 2020 年的 25.28%，变化趋势具有统计学意义（Z=8.931，P<0.001）。（表 2-43，图 2-30）

表 2-43　2018—2020 年武汉市不同地区居民健康素养水平变化

居住地	2018 年		2019 年		2020 年		Z	P
	人数	比例（%）	人数	比例（%）	人数	比例（%）		
城市	773	23.32	325	24.55	444	29.76	4.570	<0.001
农村	231	12.22	271	22.21	203	25.28	8.931	<0.001

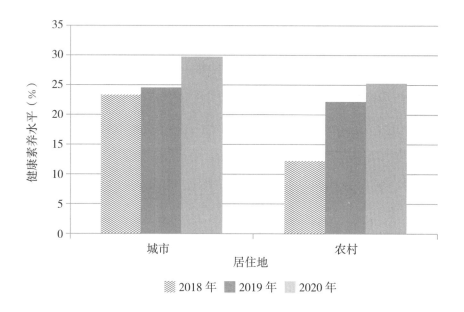

图 2-30　2018—2020 年武汉市不同地区居民健康素养水平变化

2. 性别

2018—2020 年武汉市不同性别居民健康素养水平变化相一致，Cochran-Armitage 趋势检验结果显示，男性和女性健康素养水平总体均呈上升趋势。男性健康素养水平从 2018 年的 18.69% 上升到 2020 年的 29.28%，变化趋势具有统计学意义（$Z=7.065$，$P<0.001$）；女性健康素养水平从 2018 年的 19.81% 上升到 2020 年的 27.17%，变化趋势具有统计学意义（$Z=5.214$，$P<0.001$）。（见表 2-44，图 2-31）

表2-44 2018—2020年武汉市不同性别居民健康素养水平变化

性别	2018 年		2019 年		2020 年		Z	P
	人数	比例（%）	人数	比例（%）	人数	比例（%）		
男性	450	18.69	290	23.42	325	29.28	7.065	<0.001
女性	554	19.81	306	23.43	322	27.17	5.214	<0.001

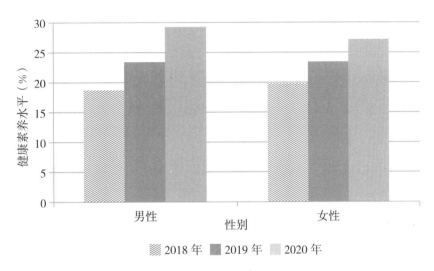

图2-31 2018—2020年武汉市不同性别居民健康素养水平变化

3. 民族

2018—2020年武汉市不同民族居民健康素养水平变化不一致，Cochran-Armitage趋势检验结果显示，汉族居民健康素养水平呈上升趋势，其他民族居民健康素养水平未见明显变化趋势（$P>0.05$）。汉族居民健康素养水平从2018年的19.21%上升到2020年的28.09%，变化趋势具有统计学意义（$Z=8.583$，$P<0.001$）。（表2-45，图2-32）

表2-45 2018—2020年武汉市不同民族居民健康素养水平变化

民族	2018 年		2019 年		2020 年		Z	P
	人数	比例（%）	人数	比例（%）	人数	比例（%）		
汉族	993	19.21	588	23.31	637	28.09	8.583	<0.001
其他	11	29.73	8	36.36	10	37.04	0.633	0.527

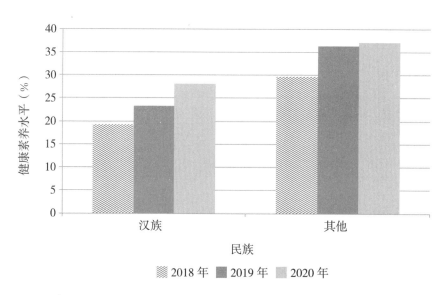

图2-32　2018—2020年武汉市不同民族居民健康素养水平变化

4. 年龄

2018—2020年武汉市不同年龄组居民健康素养水平变化不一致，Cochran-Armitage趋势检验结果显示，25～、35～、45～、55～和65～69岁年龄组居民健康素养水平总体均呈上升趋势，15～岁年龄组居民健康素养水平未见明显变化趋势（$P>0.05$）。25～岁年龄组居民健康素养水平从2018年的27.93%上升到2020年的38.55%，变化趋势具有统计学意义（$Z=3.396$，$P<0.001$）；35～岁年龄组居民健康素养水平高峰为2020年的41.12%，2019年素养水平虽低于2018年，但总体呈上升趋势（$Z=3.323$，$P<0.001$）；45～岁年龄组居民健康素养水平从2018年的17.69%上升到2020年的26.53%，变化趋势具有统计学意义（$Z=4.240$，$P<0.001$）；55～岁年龄组居民健康素养水平从2018年的11.47%上升到2020年的22.13%，变化趋势具有统计学意义（$Z=6.007$，$P<0.001$）；65～69岁年龄组居民健康素养水平从2018年的11.62%上升到2020年的15.87%，变化趋势具有统计学意义（$Z=2.163$，$P=0.031$）。（表2-46，图2-33）

表2-46　2018-2020年武汉市不同年龄组居民健康素养水平变化

年龄组（岁）	2018年		2019年		2020年		Z	P
	人数	比例（%）	人数	比例（%）	人数	比例（%）		
15～24	65	31.10	25	26.60	30	34.09	0.287	0.774
25～34	212	27.93	144	31.17	128	38.55	3.396	<0.001

年龄组（岁）	2018 年		2019 年		2020 年		Z	P
	人数	比例（%）	人数	比例（%）	人数	比例（%）		
35 ～ 44	261	30.6	167	30.09	169	41.12	3.323	<0.001
45 ～ 54	218	17.69	124	22.92	126	26.53	4.240	<0.001
55 ～ 64	154	11.47	97	15.18	131	22.13	6.007	<0.001
65 ～ 69	94	11.62	39	15.42	63	15.87	2.163	0.031

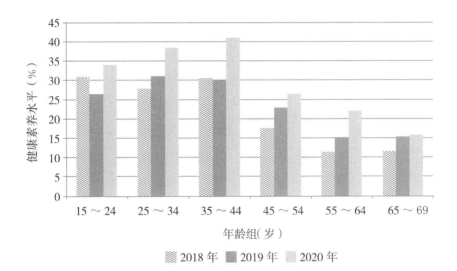

图 2-33　2018—2020 年武汉市不同年龄组居民健康素养水平变化

5. 文化程度

2018—2020 年武汉市不同文化程度居民健康素养水平变化不一致，Cochran-Armitage 趋势检验结果显示，文化程度为小学、初中和高中 / 职高 / 中专的居民健康素养水平总体呈上升趋势，文化程度为不识字或识字很少、大专 / 本科和硕士及以上的居民健康素养水平未见明显变化趋势（P>0.05）。文化程度为小学的居民健康素养水平高峰为 2019 年的 15.61%，2020 年与之相比虽有下降，但仍比 2018 年有所提高，总体呈上升趋势（Z=5.022，P<0.001）；文化程度为初中的居民健康素养水平从 2018 年的 6.08% 上升到 2020 年的 24.57%，变化趋势具有统计学意义（Z=11.838，P<0.001）；文化程度为高中 / 职高 / 中专的居民健康素养水平从 2018 年的 15.42% 上升到 2020 年的 29.44%，变化趋势具有统计学意义（Z=7.515，P<0.001）。（表 2-47，图 2-34）

表 2-47　2018—2020 年武汉市不同文化程度居民健康素养水平变化

文化程度	2018 年		2019 年		2020 年		Z	P
	人数	比例（%）	人数	比例（%）	人数	比例（%）		
不识字或识字很少	7	4.96	3	8.11	4	8.51	0.967	0.334
小学	30	5.45	42	15.61	59	15.40	5.022	<0.001
初中	87	6.08	130	17.31	144	24.57	11.838	<0.001
高中/职高/中专	235	15.42	162	23.24	174	29.44	7.515	<0.001
大专/本科	567	40.01	218	30.97	255	38.29	1.514	0.130
硕士及以上	78	54.93	41	47.67	11	50.00	0.893	0.372

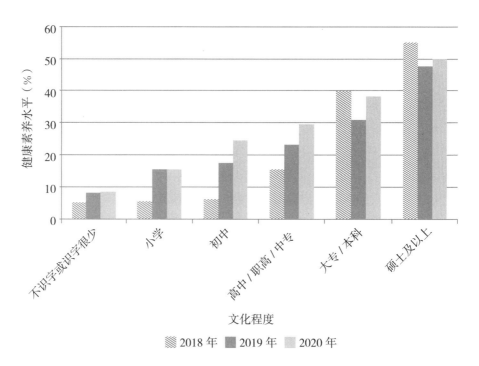

图 2-34　2018—2020 年武汉市不同文化程度居民健康素养水平变化

6. 家庭人口数

2018—2020 年武汉市不同家庭人口数居民健康素养水平变化相一致，Cochran-Armitage 趋势检验结果显示，不同家庭人口数居民健康素养水平总体均呈上升趋势。家庭人口数为 1～2 人的居民健康素养水平从 2018 年的 14.74% 上升到 2020 年的

24.93%，趋势变化具有统计学意义（Z=6.799，P<0.001）；家庭人口数为 3～4 人的居民健康素养水平从 2018 年的 21.67% 上升到 2020 年的 30.85%，趋势变化具有统计学意义（Z=5.742，P<0.001）；家庭人口数为 ≥5 人的居民健康素养水平从 2018 年的 21.48% 上升到 2020 年的 31.61%，趋势变化具有统计学意义（Z=2.633，P=0.009）。（表 2-48，图 2-35）

表 2-48 2018—2020 年武汉市不同家庭人口数居民健康素养水平变化

家庭人口数（人）	2018 年		2019 年		2020 年		Z	P
	人数	比例（%）	人数	比例（%）	人数	比例（%）		
1～2	260	14.74	149	21.26	262	24.93	6.799	<0.001
3～4	564	21.67	404	24.32	336	30.85	5.742	<0.001
≥5	180	21.48	43	23.63	49	31.61	2.633	0.009

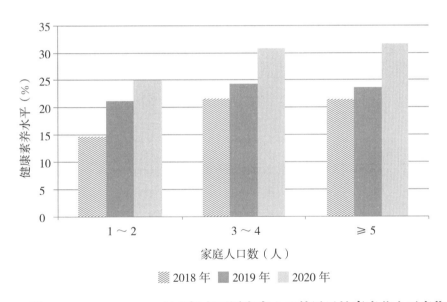

图 2-35 2018—2020 年武汉市不同家庭人口数居民健康素养水平变化

7. 家庭年收入

2018—2020 年武汉市不同家庭年收入居民健康素养水平变化相一致，Cochran-Armitage 趋势检验结果显示，不同家庭年收入居民健康素养水平总体均呈上升趋势。家庭年收入为 0～29999 元的居民健康素养水平高峰为 2019 年的 23.11%，2020 年与之相比虽有下降，但仍比 2018 年有所提高，总体呈上升趋势（Z=7.309，P<0.001）；家庭年收入为 30000～49999 元的居民健康素养水平从 2018 年的 8.98%

上升到 2020 年的 20.41%，趋势变化具有统计学意义（Z=5.782，P<0.001）；家庭年收入为 50000～99999 元的居民健康素养水平高峰为 2020 年的 25.37%，2019 年健康素养水平虽低于 2018 年，但总体呈上升趋势（Z=2.494，P=0.013）；家庭年收入为 100000～元的居民健康素养水平高峰为 2020 年的 39.19%，2019 年健康素养水平虽低于 2018 年，但总体呈上升趋势（Z=3.687，P<0.001）；家庭年收入为 ≥ 300000 元的居民健康素养水平从 2018 年的 18.09% 上升到 2020 年的 43.53%，趋势变化具有统计学意义（Z=5.050，P<0.001）。（表 2-49，图 2-36）

表 2-49 2018—2020 年武汉市不同家庭年收入居民健康素养水平变化

家庭年收入（元）	2018 年		2019 年		2020 年		Z	P
	人数	比例（%）	人数	比例（%）	人数	比例（%）		
0～29999	21	3.90	52	23.11	86	19.28	7.309	<0.001
30000～49999	87	8.98	41	13.58	80	20.41	5.782	<0.001
50000～99999	367	20.1	185	19.83	172	25.37	2.494	0.013
100000～299999	478	30.08	281	28.88	272	39.19	3.687	<0.001
≥ 300000	51	18.09	37	33.33	37	43.53	5.050	<0.001

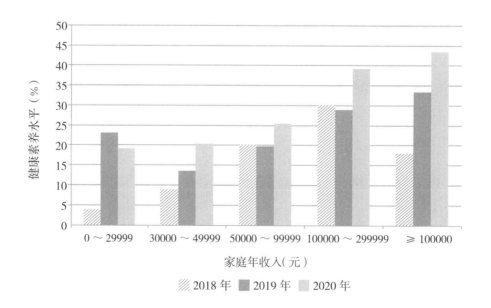

图 2-36 2018—2020 年武汉市不同家庭年收入居民健康素养水平变化

8. 职业

2018—2020 年武汉市不同职业居民健康素养水平变化不一致，Cochran-Armitage 趋势检验结果显示，职业为农民、工人、其他企业人员和其他的居民健康素养水平总体呈上升趋势，职业为教师的居民健康素养水平总体呈下降趋势，职业为公务员、医务人员、其他事业单位人员和学生的居民健康素养水平未见明显变化趋势（$P>0.05$）。职业为农民的居民健康素养水平高峰为 2019 年的 19.60%，2020 年健康素养水平虽低于 2019 年，但总体呈上升趋势（$Z=6.413$，$P<0.001$）；职业为工人的居民健康素养水平从 2018 年的 8.19% 上升到 2020 年的 25.58%，趋势变化具有统计学意义（$Z=7.448$，$P<0.001$）；职业为其他企业人员的居民健康素养水平高峰为 2019 年的 29.09%，2020 年的 27.09% 与之相比虽有下降，但仍比 2018 年的 17.67% 有所提高，总体呈上升趋势（$Z=4.372$，$P<0.001$）；职业为其他的居民健康素养水平从 2018 年的 13.68% 上升到 2020 年的 30.45%，趋势变化具有统计学意义（$Z=9.196$，$P<0.001$）。职业为教师的居民健康素养水平高峰为 2018 年的 56.28%，2020 年健康素养水平虽高于 2019 年，但低于 2018 年，健康素养水平总体呈下降趋势（$Z=-2.861$，$P=0.004$）。（表 2-50，图 2-37）

表 2-50 2018—2020 年武汉市不同职业居民健康素养水平变化

职业	2018 年		2019 年		2020 年		Z	P
	人数	比例（%）	人数	比例（%）	人数	比例（%）		
公务员	39	43.82	13	40.63	18	56.25	1.021	0.308
教师	130	56.28	32	30.77	15	50.00	−2.861	0.004
医务人员	71	55.91	21	44.68	33	62.26	0.443	0.658
其他事业单位人员	228	37.5	57	20.73	86	35.83	−1.610	0.107
学生	43	39.09	18	32.14	18	32.14	−0.977	0.329
农民	41	5.87	88	19.60	94	17.80	6.413	<0.001
工人	56	8.19	67	19.76	77	25.58	7.448	<0.001
其他企业人员	144	17.67	176	29.09	123	27.09	4.372	<0.001
其他	252	13.68	124	19.47	183	30.45	9.196	<0.001

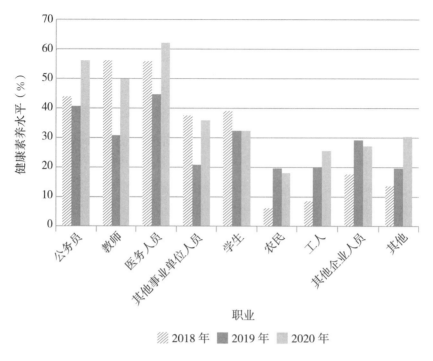

图 2-37　2018—2020 年武汉市不同职业居民健康素养水平变化

9. 是否患慢性病

2018—2020 年武汉市不同慢性病状况居民健康素养水平变化相一致，Cochran-Armitage 趋势检验结果显示，不同慢性病状况的居民健康素养水平总体均呈上升趋势。患慢性病的居民健康素养水平从 2018 年的 14.18% 上升到 2020 年的 23.93%，趋势变化具有统计学意义（$Z=5.047$，$P<0.001$）；未患慢性病的居民健康素养水平从 2018 年的 24.43% 上升到 2020 年的 29.15%，趋势变化具有统计学意义（$Z=3.417$，$P<0.001$）。（表 2-51，图 2-38）

表 2-51　2018—2020 年武汉市不同慢性病状况居民健康素养水平变化

患慢性病	2018 年		2019 年		2020 年		Z	P
	人数	比例（%）	人数	比例（%）	人数	比例（%）		
是	370	14.18	79	16.92	101	23.93	5.047	<0.001
否	634	24.43	517	24.89	546	29.15	3.417	<0.001

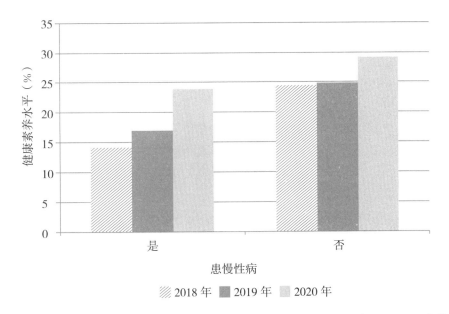

图 2-38 2018—2020 年武汉市不同慢性病状况居民健康素养水平变化

10. 健康状况

2018—2020 年武汉市不同健康状况居民健康素养水平变化不一致，Cochran-Armitage 趋势检验结果显示，健康状况是好 / 比较好和一般的居民健康素养水平总体呈上升趋势，健康状况是比较差 / 差的居民健康素养水平未见明显变化趋势（$P>0.05$）。健康状况是好 / 比较好的居民健康素养水平从 2018 年的 20.41% 上升到 2020 年的 29.76%，趋势变化具有统计学意义（$Z=7.590$，$P<0.001$）；健康状况是一般的居民健康素养水平从 2018 年的 17.53% 上升到 2020 年的 23.56%，趋势变化具有统计学意义（$Z=2.748$，$P=0.006$）。（表 2-52，图 2-39）

表 2-52 2018—2020 年武汉市不同健康状况居民健康素养水平变化

自认健康状况	2018 年		2019 年		2020 年		Z	P
	人数	比例（%）	人数	比例（%）	人数	比例（%）		
好 / 比较好	682	20.41	459	25.28	535	29.76	7.590	<0.001
一般	288	17.53	124	18.84	106	23.56	2.748	0.006
比较差 / 差	34	15.38	13	18.57	6	12.77	0.147	0.883

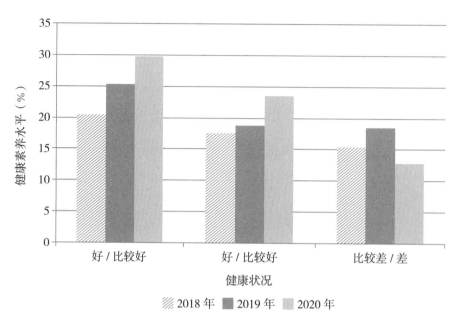

图 2-39　2018—2020 年武汉市不同健康状况居民健康素养水平变化

第三章 讨 论

一、武汉市居民健康素养现状

本次研究结果显示，武汉市居民总体健康素养水平为 28.19%，按照健康素养的定义，也就是有 28.19% 的居民能够了解基本的健康知识和理念，熟练掌握基本的健康生活方式和行为内容并且具备基本的健康技能。此结果高于 2020 年全国平均水平 23.15%[8]，超额完成了《"健康中国 2030"规划纲要》的阶段性目标要求，达到了《健康湖北 2030 行动纲要》提出的"2020 年我省居民健康素养水平达到 25%"目标，说明近年来武汉市健康素养促进工作成效显著。

二、三个维度的健康素养

本次研究结果显示，2020 年三个方面健康素养中居民的健康生活方式与行为素养水平最高，其次为基本知识和理念健康素养水平，健康技能水平最低，与全国居民调查显示的基本知识和理念素养水平最高，健康生活方式与行为素养水平次之，基本技能素养水平最低的分布特点有所不同。与 2018 年、2019 年相比，健康生活方式与行为素养显著提升，这与武汉市近年来大力推行健康素养行动、注重培养居民的健康生活方式等工作是密不可分的。在看到成效的同时，我们也要看到健康技能水平出现了一定程度下降，这可能与武汉市流动人口数量较大的原因有关，干预对象的不稳定性造成了无法持续有效地开展干预活动。提高公众健康素养水平是一个漫长的过程，在开展健康教育活动时，要首先明确影响和制约不同人群健康行为的关键因素，开展高效、有针对性的健康干预活动，从而促进健康素养三维度的全面均衡地发展，全面提高武汉市居民健康素养水平。

三、六类健康问题健康素养

武汉市居民六类健康问题素养水平由高到低依次为：安全与急救素养 59.04%，科学健康观素养 53.12%，健康信息素养 40.31%，传染病防治素养 38.69%，基本医疗素养 32.20% 和慢性病防治素养 29.54%。2020 年全国健康素养监测报告显示中国居民安全与急救素养水平为 55.23%、科学健康观素养水平为 50.48%、健康信息素养水平为 35.93%、传染病防治素养水平为 26.77%、慢性病防治素养水平为 26.73%、基本医疗素养水平为 23.44%。与全国六类健康素养水平相比，武汉市普遍高于全国平均水平。

本调查中居民具备慢性病防治素养的比例最低，不足 30%。慢性非传染性疾病是当前居民的主要健康问题，也是影响居民生活质量、消耗巨大医疗卫生费用的重点问题。研究表明，健康素养水平较低的慢性病患者的健康状况会差于健康素养较高的患者，因此开展慢性病的防控工作的重点任务之一应是提高公民的慢性病预防素养，特别是 55 岁以上年龄组人群。基本医疗素养在 6 类健康素养中处于较低的水平，提示基本医疗是居民健康素养的薄弱环节。基本医疗素养具备率关系到个体对卫生资源的利用度和正确就医的能力，这和目前公众在合理就医和安全用药方面存在的现实问题相一致，因此进一步加强居民基本医疗的健康促进与教育仍然是今后的相关工作重点。

四、健康素养影响因素探讨

（一）地区

本次研究结果显示城乡居民健康素养水平仍存在明显差别，城镇居民健康素养水平（29.76%）明显高于农村（25.28%）。城乡差异的形成除了农村地区经济、文化、教育和卫生等各方面工作水平依然较为落后以外，也可能与农村地区年轻人、文化程度较高者外出打工，农村调查者多为留守老人有关 [9]。因此农村居民在健康科学观念的形成、卫生习惯和生活方式的养成以及基本医疗技能等方面都存在明显的不足，导致总体健康素养水平相对于城镇居民偏低 [10]。提示农村居民是我们今后开展健康素养干预工作的重点人群。

（二）年龄

本次研究结果显示，35 ～ 44 岁年龄段的居民健康素养水平最高，25 ～ 34 岁年龄组次之，65 ～ 69 岁组最低，健康素养水平表现出先随年龄增长逐步升高，到

35 ～ 44 岁年龄段的峰值后又逐步下降的趋势，尤其是 65 ～ 69 岁年龄组人群具备健康素养的比例仅为 15.87%。35 ～ 44 岁年龄段的居民健康素养水平最高这与其他地方研究一致，可能与这一年龄段人群的知识储备、获取健康信息途径相比其他人群有优越性有关 [11-12]。随着年龄增长，认知能力、理解能力、学习能力都会出现不同程度的下降，因而老年人的健康素养水平较低。老年人是健康的脆弱群体，容易受各种疾病，尤其是慢性疾病的困扰，按时服药、自我检查并按时体检等要求他们具有较高的自我健康管理能力。多项研究表明，健康素养水平与老年人自身健康管理状况、治疗依从性等有关，健康素养水平较低的老年人由于自我健康管理能力较差，导致其死亡率高于健康素养水平较高的老年人 [13-14]。因此，针对老年人群开展干预，提高他们的健康素养水平，对于提升他们晚年的生活质量具有重要的意义。

（三）文化程度

本次研究结果显示，学历水平越高的居民健康素养水平也越高，健康素养水平随着文化程度的升高而提高。文化程度影响个体获取关于自身健康相关的权利和护理方面的关键信息，如低文化程度的慢性病病人大都不能很好理解关于自己所患疾病治疗和管理的基本信息，受过良好教育的居民更有可能主动去寻求健康知识和医疗保健，他们可以从大量信息中获取对自己健康有益的健康信息。此外，他们还可以与医护人员进行有效的沟通。并且对自己的健康不良行为产生较强的约束力，对健康行为通过动力定型产生良好的行为习惯。提示提高全民的文化教育水平，是提高全民健康素养水平的前提条件，也提示我们要针对不同文化水平的目标受众采取适宜的健康传播手段，以提高他们的健康素养水平。

（四）家庭年收入

本次研究结果显示，家庭年收入是健康素养水平的影响因素，家庭年收入高者，健康素养水平高。说明经济条件在很大程度上影响了人们对健康信息获取、医疗资源利用等状况。家庭年收入高者，一般来说其社会地位较高，生活环境较好，将会更多追求生活的质量，更关注健康，具有更强的自我健康管理意识和能力，有愿望也有实力采取健康的行为来维护和促进自身健康。

（五）职业

本次研究结果显示，医务人员、公务员和教师具备健康素养的比例高于其他职业人群，而农民具备健康素养的比例远低于其他人群及全市平均水平。医务人员、公务员和教师的健康素养具备率较高，与该类人群的文化程度、知识储备、信息获取渠道等方面优于其他职业人群有关。针对农民群众开展健康宣教与干预，提高他们的健康素养水平，对于提升人口的总体健康素养水平具有十分重要的意义。

五、健康素养薄弱环节

对 2020 年健康素养调查问卷中所有题目正确回答率进行分析发现,监测考察的知识点中居民回答正确率 <60% 的调查条目为 12 个,占总调查条目的 24%。武汉市居民对"肝脏的功能""OTC 标识代表的意义""全国统一的免费卫生热线电话号码是什么""如何计算 BMI 指数""如何评价 BMI 指数"等的认识存在不足,正确率均不足 5 成。武汉市居民对肝脏具有哪些重要的生理功能了解不清,对这些基础生理知识掌握存在误区。从 2000 年我国正式施行药品分类管理以来,非处方(OTC)药品市场有了快速发展,但是仍有超半数人对 OTC 的含义不甚清楚,缺乏自我保健与自我用药的基本常识。"12320"是全国统一的免费卫生热线, 武汉市"12320"卫生热线是 24 小时免费咨询热线, 提供就医指导、咨询、投诉、举报、戒烟干预等服务,而知晓这一卫生热线的居民不足四成,应加大对"12320"热线电话的宣传力度。BMI 又称为身体质量指数是国际上常用的衡量人体肥胖程度和是否健康的重要标准,通过人体体重和身高两个数值获得相对客观的参数并用这个参数所处范围衡量肥胖程度,超重是指 BMI 为 24.0-27.9,如果超过 28 就属于肥胖,超重和肥胖是引发心血管疾病、糖尿病、高血压、肿瘤等诸多疾病的重要危险因素。近年来,随着经济日益发展,人民生活水平不断提高,膳食结构的逐渐改变,超重肥胖的人数呈快速增长势态,已成为不可忽视的全球性公共卫生问题。根据《中国居民营养与慢性病状况报告(2020 年)》显示,6 岁以下和 6-17 岁儿童青少年超重肥胖率分别达到 10.4% 和 19.0%,18 岁及以上居民超重率和肥胖率分别为 34.3% 和 16.4%,成年人超重或肥胖已经超过了一半。而本次调查显示知晓如何计算 BMI 指数和如何利用 BMI 指数判断肥胖程度的居民仅有约 40%,提示我们应在超重肥胖及其相关疾病方面加强开展宣传教育工作,采取有效的干预措施。

六、2018—2020 年健康素养水平趋势分析

(一)总体趋势变化

2018—2020 年武汉市居民健康素养水平分别为 19.29%、23.43% 和 28.19%,标化率分别为 24.88%、25.67%、32.83%。Cochran-Armitage 趋势检验结果显示,健康素养水平呈逐年上升趋势,3 年绝对增长量和 3 年增幅分别为 7.95% 和 31.95%。武汉市民健康素养水平逐渐提高可能主要与经济社会的发展、健康教育及健康促进活动的大力开展、人民群众对健康的密切关注和迫切需求相关。随着经济社会的发展,

医疗卫生体制的改进及健康文化的不断输出，人们健康意识不断提升，健康行为逐步改善，健康素养水平也得到了逐步提高。武汉市党和政府高度响应国家的号召，高度关注人民健康，重视卫生健康工作，把健康摆在优先发展的战略地位，为提高全民健康素养水平做出了制度性安排，出台了《"健康武汉 2035"规划》，不断加快推进健康促进与健康教育工作，开展健康中国行动，深化医药卫生体制改革，改革完善医疗卫生行业综合监管制度，坚持把健康融入所有政策。近年来，通过健康武汉建设、健康促进区创建等行动及各种健康主题知识宣传互动的开展，各社区、机关、企事业单位、医院、学校等单位积极参与健康细胞的创建，从宣传健康知识、建设健康环境、促进健康行为等方面引导居民提升自身的健康素养。在卫生行政部门的领导下，武汉市各级健康教育机构充分发挥指导、协调和服务职能，大力开展健康素养促进行动，利用各种传播平台和手段，大力宣传普及健康知识，倡导科学的健康理念和行为，努力营造全社会关注和促进健康的良好氛围，为提高居民的健康素养水平做出了重要贡献。

但不同年龄组、文化程和职业人群健康素养水平变化趋势不同。年龄方面，除 15～24 岁年龄组居民健康素养水平未见明显变化趋势外其余各年龄组居民健康素养水平总体均呈上升趋势。可能是 15～24 岁组多为在校学生，而近年来学校健康教育工作在持续稳定开展，其健康素养水平稳定在相对较高水平。文化程度为小学、初中和高中 / 职高 / 中专的居民健康素养水平总体呈上升趋势，文化程度为不识字或识字很少、大专 / 本科和硕士及以上的居民健康素养水平未见明显变化趋势。提示文化程度中等的居民健康素养水平提升较快，而文化程度低和文化程度高的人群健康素养变化不明显，可能是由于受众的文化程度、理解能力等差异，影响其健康素养水平的改变[15-18]，要开展更有针对性的健康素养促进工作。职业为农民、工人、其他企业人员和其他的居民健康素养水平总体呈上升趋势，职业为教师的居民健康素养水平总体呈下降趋势，职业为公务员、医务人员、其他事业单位人员和学生的居民健康素养水平未见明显变化趋势。公务员、医务人员、教师等人群的健康素养水平相对较高，现有的健康教育工作对提升他们的健康素养水平效果不佳，提示健康教育工作人员要针对他们的特点，探索适应性好、接受度高的传播方式和手段，提升其健康素养水平。

在城乡健康素养水平趋势变化分析中发现，农村居民健康素养水平提升幅度较大，从 2018 年的 12.22% 上升到 2020 年的 25.28%，增幅高于城市居民，城乡居民健康素养水平间差距正逐步缩小。这可能是由于近年来武汉市进一步优化城乡医疗资源配置，缩小城乡差距，基层机构尤其是农村健康医疗服务的资源得到有效改善。

（二）三个方面趋势分析

2018—2020 年武汉市居民三个方面素养水平变化不一致，趋势检验结果显示，基本知识理念和健康生活方式与行为素养水平总体呈上升趋势，健康技能素养水平总体呈下降趋势。调查对象基本知识和理念素养水平高峰为 2019 年的 43.83%，2020 年与之相比虽有下降，但仍比 2018 年有所提高，总体呈上升趋势，经标化后 3 年绝对增长量和 3 年增幅分别为 0.56% 和 1.46%；健康生活方式与行为素养水平从 2018 年的 17.29% 上升到 2020 年的 35.51%，呈逐年上升趋势，经标化后 3 年绝对增长量和 3 年增幅分别为 16.80% 和 82.88%；而健康技能素养水平高峰出现在 2018 年，总体呈下降趋势，健康生活方式与行为素养水平 3 年绝对增长量和 3 年增幅均高于健康生活方式与行为、基本技能。在本次研究中，发现健康素养与健康生活方式与行为相关，说明武汉市居民健康素养水平的提升与健康生活方式与行为的形成紧密相关。武汉市近年来大力开展健康生活方式行动，有效地促进了居民健康行为的形成，提升了居民的健康素养。而健康技能素养呈现下降趋势，提示我们今后的工作要更注重开展健康技能的培训。

（三）六类健康问题趋势分析

2018—2020 年武汉市居民六类健康问题素养水平变化不一致，传染病防治、慢性病防治和基本医疗素养水平总体呈上升趋势，科学健康观、安全与急救和健康信息素养水平的未见明显变化趋势。调查对象传染病防治素养水平高峰为 2020 年的 38.69%，2019 年素养水平虽低于 2018 年，但总体呈上升趋势，经标化后 3 年绝对增长量和 3 年增幅分别为 10.29% 和 35.31%；慢性病防治素养水平高峰为 2019 年的 34.79%，2020 年的 29.54% 与之相比虽有下降，但仍比 2018 年的 18.98% 有所提高，总体呈上升趋势，经标化后 3 年绝对增长量和 3 年增幅分别为 9.08% 和 40.39%；基本医疗素养水平高峰为 2020 年的 32.20%，2019 年素养水平虽低于 2018 年，但总体呈上升趋势，经标化后 3 年绝对增长量和 3 年增幅分别为 4.29% 和 14.05%。传染病防治和慢性病防治素养水平 3 年绝对增长量和 3 年增幅均高于其他四类问题。

传染病防治素养作为健康素养的重要内容，能较好体现调查对象对传染病防治的理解和应用程度，反映传染病防控、健康教育等工作的成果，有研究表明传染病防治素养水平较低会对传染病防控造成负面影响[19]。了解常见传染病防治知识、掌握正确的预防要点与每位居民息息相关。从 3 年的趋势分析可以看到 2019 年居民的传染病防治素养水平最低，居民传染病防治知识极为欠缺。武汉市作为国家交通枢纽城市人口流动极其频繁同时居民的传染病防治素养水平低下，给全市的传染病防控带来巨大的挑战。一场突如其来的新冠肺炎疫情席卷全球，给人民带来严重的身心健康的伤害，疫情给公共卫生事业带来大考验的同时也给全民上了一节印象深刻的健康素养课，勤洗手、戴口罩、注意个人卫生等日常健康素养问题成为时下最热门的话题之一，人们开始意识到在生活中健康素养的重要性，2020 年武汉市居民的传染病防治素养有了飞速的提升。

武汉市居民慢性病防治素养水平 3 年增幅最大，这与武汉市近年来大力开展慢性病防治工作，加大慢性病防治力度有关。但仍然要看到 2018—2020 年，除 2019 年传染病防治素养水平最低外，其余 2 年慢性病防治素养水平都是薄弱环节，这与其他省市调查结果一致[15-18]。提示慢性病防控工作还需进一步加强，应将"关口前移"，大力倡导健康生活方式，积极防控慢性病危险因素。

第四章 建 议

一、以"将健康融入所有政策"策略为指导，落实健康武汉 2035 规划

"将健康融入所有政策"是世界卫生组织（WHO）最早提出并倡导的理念，它是针对健康的宏观社会和经济决定因素，采取跨部门行动的一种策略。2016 年 8 月召开的全国卫生与健康大会，提出把"将健康融入所有政策"作为新时期卫生与健康工作的六项方针之一。在中共中央、国务院印发的《"健康中国 2030"规划纲要》中，把"将健康融入所有政策"作为体制机制改革的重要内容之一，要求"加强各部门各行业的沟通协作，形成促进健康的合力"。2018 年 5 月，为了贯彻落实《"健康中国 2030"规划纲要》《"健康湖北 2030"行动纲要》，武汉市人民政府印发了《"健康武汉 2035"规划》，提出了实施"五大工程"，全面提高武汉市人民健康水平。《规划》为科学、规范、有效地开展健康促进与教育工作指明了方向，是近期我们开展健康教育与健康促进工作的行动纲领，应认真贯彻落实。应进一步完善"政府主导，多部门合作，全社会参与"的健康促进工作模式，建立有效的多部门合作机制。全社会各部门应该各司其职，响应世界卫生组织提出的"将健康融入所有政策"的号召，在做任何决策前，优先考虑决策对人民群众的健康影响，努力实现健康与经济社会可持续性发展。

二、以提高健康技能为重点，进一步提高居民健康素养水平

实施全民健康素养促进行动，满足人民群众健康需求，倡导树立科学健康观，促进健康行为的养成，营造健康文化，对于推进卫生计生事业和经济社会全面协调

可持续发展具有重大意义。调查显示，武汉市居民的健康技能素养水平出现了一定程度下降，提示今后健康教育工作重点应放在如何提高居民的健康技能方面，通过单位、社区、学校等组织开展高效、有针对性的健康技能培训活动，提升市民健康技能素养水平，从而促进健康素养三维度的全面均衡发展，全面地提高武汉市居民健康素养水平。

三、以 323 攻坚行动为抓手，进一步加强居民健康促进与教育

2021 年 1 月省人民政府办公厅印发了《湖北省影响群众健康突出问题 "323" 攻坚行动方案的通知》，提出在"十四五"期间，我省将聚焦防治心脑血管病、癌症、慢性呼吸系统病三类重大疾病，高血压、糖尿病两种基础疾病，出生缺陷、儿童青少年近视、精神卫生三类突出公共卫生问题，全力实施攻坚行动，努力打造健康中国的"湖北样板"。我们应重点结合健康进万家和健康细胞创建等活动，发挥学校、机关、企事业单位示范带动作用，显著提升学生、干部、职工健康素养，继续加强农村重点地区的健康教育与健康促进工作，提升全市居民健康素养水平。

四、以老年人为重点人群，提高慢性病防治素养水平

随着社会老年龄化日益加重，老年人口的比例越来越高，健康老龄化也越来越受到社会的重视。55 岁以上年龄组人群是健康素养水平最低的人群，也是健康的脆弱群体，易受各种疾病尤其是慢性疾病的困扰，因此针对老年人群开展健康干预是健康教育工作的重点之一[25]。六类健康问题素养中慢性病防治素养水平最低，提示我们开展慢性病的防控工作的重点任务之一应是提高公民的慢性病防治素养，特别是 55 岁以上年龄组人群。应结合"三减三健"专项活动和"全民健康生活方式行动"及"323"攻坚行动，倡导"每个人是自己健康第一责任人"理念，广泛宣传健康生活方式相关知识，提高公众健康素养。

五、以疫情防控常态化为推手，进一步增强公众自我健康责任意识

健康素养提升更体现在新冠肺炎疫情防控中，健康科普与疾病预防、医疗救治一起成为疫情防控的"三驾马车"。在这次新冠肺炎疫情防控阻击战中充分发挥权威科普平台作用，通过全行业动员、全社会覆盖、全人群关注、全过程推进、全媒体传播广泛开展健康科普宣传，极大的提升了居民的健康素养水平。在"互联网＋"创新形式的基础下，将健康知识转换成通俗易懂的小常识，通过优质健康科普栏目、健康科普短视频、健康科普图文、健康科普直播的创作和传播，通过各种有趣、灵活、多变的形式开展全民健康素养科普，更有助于人们提高健康素养。在这次疫情防控中，人们关注疫情形势变化的同时，也了解了病毒感染机制、传播途径等医学知识，养成了戴口罩、勤洗手等良好卫生习惯。疫情防控常态化形势下，更要加强健康理念和传染病防控知识的宣传教育，更需要我们树立起"每个人都是自己健康的第一责任人"意识，提高健康素养，更好的筑牢全社会的健康防线。

六、以推进信息化建设为手段，不断提高健康素养监测工作水平

2014 年，国家卫生计生委制定了《全民健康素养促进行动规划（2014—2020）》[26]，明确提出要健全健康素养监测系统，推进信息化建设。武汉市响应国家健康素养监测工作的要求，以推进信息化建设为核心，顺应新形势下信息化建设的需求，率先探索建立了健康素养监测信息系统，在提高调查质量方面做了新的尝试和突破。下一步将巩固健康素养监测系统的稳定性和连续性，建议每个区配置不少于 10 台的安卓系统平板电脑，保证监测数据的科学性和准确性，保障监测结果的客观性和可信性，使我市健康素养监测水平更上一层楼，为政府和卫生健康行政部门制定健康相关政策提供更可靠、更科学的依据。

参考文献

[1] 郜鹏燕 . 大众健康信息素养提升研究 [D]. 山西大学 , 2017.

[2] 杨敏 , 杨爽 , 杨彩燕 , 等 . 烟台市城乡民居健康素养状况调查研究 [J]. 实用预防医学 , 2017, 24(6): 705-707.

[3] Paasche-Orlow MK, WolfMS. The causal pathways linking health literacyto health outcomes[J]. Am J Health Behav, 2007. 31(SI): S19-S26.

[4] 张妍 , 蒋泓 . 上海市部分辖区 4 ~ 6 岁儿童家长的养育健康素养现况 [J]. 上海预防医学 , 2018, 30(11): 928-933.

[5] 赵杰 , 王继伟 , 邵春海 , 等 . 营养素养及其评价工具研究进展 [J]. 中华预防医学杂志 , 2018, 52(3): 328-331.

[6] 世界卫生组织 . 2030 可持续发展中的健康促进上海宣言 [EB/OL]. https://www.who.int/healthpromotion/conferences/9gchp/shanghai-declaration-final-draft-zh.pdf?ua=1.

[7] 新华社 . 中共中央国务院印发《 "健康中国 2030" 规划纲要》[N]. 人民日报 , 2016-10-26(01).

[8] 中国政府网 . 2020 年全国居民健康素养水平升至 23.15%. [EB/OL]. (2021-4-01). http://www.nhc.gov.cn/xcs/s7847/202104/6cede3c9306a41eeb522f076c82b2d94.shtml.

[9] 覃世龙 , 徐静东 , 李玲 . 湖北省居民健康信息素养现状及影响因素 [J]. 公共卫生与预防医学 , 2015, 26(4): 121-123.

[10] 罗彦 , 马丽娜 , 镇重 , 等 . 湖北省 15 ~ 69 岁居民健康素养现况调查 [J]. 中国健康教育 , 2018, 34(2): 99-104.

[11] 梁彤彤 , 刘贻曼 , 周热娜 , 等 . 上海市闵行区居民健康素养影响因素分析 [J]. 中

国慢性病预防与控制, 2018,26(7): 557-560.

[12] 胡亚飞, 陈润洁, 潘新峰, 等. 2012 年上海市 15 ~ 69 岁居民健康素养分析研究 [J]. 中国健康教育, 2015, 31(2): 151-154.

[13] 罗彦, 马丽娜, 周亮, 等. 湖北省 60~69 岁老年居民健康素养现况及趋势分析 [J]. 中国健康教育, 2018, 34(10): 943-946.

[14] 庞玉华, 张会君. 辽宁省贫困地区中老年健康素养现状及影响因素研究 [J]. 现代预防医学, 2019, 46(7): 1207-1210,1275.

[15] 胡亚飞, 潘新锋, 陈润洁, 等. 2017 年上海市居民健康素养水平及影响因素分析 [J]. 中国健康教育, 2019, 35(2): 99-103, 108.

[16] 石建辉, 刘秀荣, 黄丽巧, 等. 北京市 2012 年城乡常住居民健康素养水平分析 [J]. 中国公共卫生, 2016, 32(3): 394-397.

[17] 张玉林, 王文文, 闫歌, 等. 2014 年河南省居民健康素养现状分析 [J]. 中国健康教育, 2017, 33(8): 675-680.

[18] 陆一鸣, 康国荣, 王力, 等. 2013 年甘肃省城乡居民健康素养现状分析 [J]. 中国健康教育, 2016, 32(2): 99-103.

[19] 孙文君, 刘兴荣, 毛强, 等. 甘肃省定西市居民传染病防治素养水平及其影响因素研究 [J]. 实用预防医学, 2019, 26(1): 117-120.

[20] 潘新锋, 丁园, 胡亚飞, 等. 2008-2015 年上海市 15 ~ 69 岁居民健康素养变化趋势及相关因素研究 [J]. 上海预防医学, 2016, 28(10): 697-701.

[21] 刘亚欣, 刘虹妍, 沈阳, 等. 2012-2016 年重庆市居民健康素养趋势性及其影响因素 [J]. 中华疾病控制杂志, 2020, 24(8): 929-933.

[22] 林军, 杨文洁, 陆瑛, 等. 2014-2018 年上海市黄埔区成人健康素养监测结果分析 [J]. 健康教育与健康促进, 2019, 14(4): 314-318.

[23] 徐倩倩, 梅秋红, 冯宏伟, 等. 2015-2019 年宁波市居民健康素养变化及影响因素分析 [J]. 预防医学, 2021, 33(1): 35-40.

[24] 郭海健, 王湘苏, 杨国平, 等. 江苏省居民健康素养水平趋势性分析 [J]. 南京医科大学学报（社会科学版）, 2012, 53(6): 434-437.

[25] 维婧, 李英华, 聂雪琼, 等. 我国 60 ~ 69 岁老年人健康素养现状及其影响因素分析 [J]. 中国健康教育, 2015, 31(2): 129-133.

[26] 国家卫生和计划生育委员会. 国家卫生计生委关于印发全民健康素养促进行动规划 (2014-2020 年) 的通知. [EB/OL]. (2016-05-09)[2017-04-12]. http://www.nhfjc.gov.cn/xcs/s3581/201405/218e14e7aee6493bbca74aefd9had20d.Shtml.

附件一

参与现场调查工作的调查点名单

江岸区

西马街社区卫生服务中心　　百步亭花园社区卫生服务中心

永清街社区卫生服务中心　　球场街社区卫生服务中心

台北街社区卫生服务中心　　二七街社区卫生服务中心

后湖街金桥社区卫生服务中心　　新村街社区卫生服务中心

大智街社区卫生服务中心　　花桥街第一社区卫生服务中心

车站街社区卫生服务中心　　一元街社区卫生服务中心

谌家矶街社区卫生服务中心　　塔子湖街社区卫生服务中心

花桥街第二社区卫生服务中心　　劳动街社区卫生服务中心

丹水池街社区卫生服务中心　　四唯街社区卫生服务中心

江汉区

汉兴街第二社区卫生服务中心　　民权街社区卫生服务中心

汉兴街社区卫生服务中心　　前进街社区卫生服务中心

民意街社区卫生服务中心　　唐家墩街社区卫生服务中心

北湖街社区卫生服务中心　　万松街社区卫生服务中心

常青街社区卫生服务中心　　新华街社区卫生服务中心

满春街社区卫生服务中心　　水塔街社区卫生服务中心

民族街社区卫生服务中心

硚口区

宗关社区卫生服务中心

汉水街社区卫生服务中心

易家街社区卫生服务中心

汉正街社区卫生服务中心

长丰街社区卫生服务中心

汉中街社区卫生服务中心

古田街社区卫生服务中心

六角街社区卫生服务中心

韩家墩街社区卫生服务中心

汉阳区

二桥街社区卫生服务中心

洲头街社区卫生服务中心

鹦鹉街社区卫生服务中心

月湖街社区卫生服务中心

五里墩街社区卫生服务中心

琴断口街社区卫生服务中心

江堤街社区卫生服务中心

永丰街社区卫生服务中心

建桥街社区卫生服务中心

四新街社区卫生服务中心

武昌区

中南路街一社区卫生服务中心

白沙洲街第一社区卫生服务中心

中南路街二社区卫生服务中心

白沙洲街第二社区卫生服务中心

徐家棚街社区卫生服务中心

杨园街第一社区卫生服务中心

南湖街社区卫生服务中心

杨园街第二社区卫生服务中心

积玉桥街社区卫生服务中心

杨园街理工大社区卫生服务中心

首义路街社区卫生服务中心

黄鹤楼街社区卫生服务中心

中华路街社区卫生服务中心

珞珈山街社区卫生服务中心

水果湖街社区卫生服务中心

水果湖街省直社区卫生服务中心

珞珈山街武大社区卫生服务中心

青山区

武东街西区社区卫生服务中心

钢花街社区卫生服务中心

白玉山社区卫生服务中心

钢花街西区社区卫生服务中心

厂前街社区卫生服务中心

红钢城街社区卫生服务中心

工人村街社区卫生服务中心

红卫路街社区卫生服务中心

钢都街社区卫生服务中心

青山镇街社区卫生服务中心

武东街东区社区卫生服务中心

冶金街社区卫生服务中心

八吉府街建设卫生院

洪山区

烽胜路社区卫生服务中心	关山街中南财大社区卫生服务中心
华农大社区卫生服务中心	梨园社区卫生服务中心
珞狮路社区卫生服务中心	和平街社区卫生服务中心
体院社区卫生服务中心	天兴乡卫生服务中心
关山街华科大社区卫生服务中心	张家湾社区卫生服务中心
关山街第一社区卫生服务中心	青菱社区卫生服务中心
关山街地大社区卫生服务中心	湖工大社区卫生服务中心
卓刀泉社区卫生服务中心	

东西湖区

吴家山街社区卫生服务中心	常青花园社区卫生服务中心
金银湖街卫生院	长青街卫生院
将军路街卫生院	柏泉街卫生院
径河街卫生院	新沟镇街卫生院
慈惠街卫生院	走马岭街卫生院
东山街卫生院	辛安渡街卫生院

蔡甸区

蔡甸街卫生院	侏儒山街卫生院
成功卫生院	大集街卫生院
洪北卫生院	索河卫生院
张湾街卫生院	玉贤卫生院
桐湖卫生院	

江夏区

金港社区卫生服务中心	藏龙岛社区卫生服务中心
金口街社区卫生服务中心	藏龙岛经院社区卫生服务中心
庙山社区卫生服务中心	大桥社区卫生服务中心
纸坊街社区卫生服务中心	山坡中心卫生院
安山卫生院	舒安卫生院
法泗卫生院	乌龙泉卫生院
湖泗卫生院	五里界中心卫生院

金水卫生院	郑店中心卫生院

黄陂区

环城社区卫生服务中心	鲁台社区卫生服务中心
李家集街道卫生院	姚家集街道卫生院
天河街道卫生院	祁家湾街道卫生院
三里桥街道卫生院	罗汉街道卫生院
盘龙城开发区卫生院	王家河街道卫生院
横店街道卫生院	木兰乡卫生院
滠口街道卫生院	武湖街道卫生院
蔡家榨街道卫生院	蔡店街道卫生院
长轩岭街道卫生院	六指街道卫生院
前川街道卫生院	

新洲区

邾城街社区卫生服务中心	邾城第二社区服务中心
徐古卫生院	双柳卫生院
道观卫生院	旧街卫生院
凤凰卫生院	李集卫生院
三店卫生院	龙王咀卫生院
潘塘卫生院	汪集卫生院
邾城卫生院	涨渡湖卫生院
仓埠卫生院	

开发区（汉南区）

新民社区卫生服务中心	沌口社区卫生服务中心
沌阳社区卫生服务中心	薛峰社区卫生服务中心
军山卫生院分院	东荆街卫生院
纱帽街卫生院	湘口街卫生院
邓南街中心卫生院	军山卫生院

东湖新技术开发区

佛祖岭社区卫生服务中心	龙泉社区卫生服务中心
豹澥社区卫生服务中心	滨湖社区卫生服务中心

九峰社区卫生服务中心

左岭社区卫生服务中心

花山社区卫生服务中心

东湖风景区

东湖风景区第一社区卫生服务中心

关东街第一社区卫生服务中心

龙城社区卫生服务中心

关东街第二社区卫生服务中心

附件二

武汉市居民健康素养监测调查问卷

您好！武汉市疾病预防控制中心正在开展居民健康素养调查，目的是了解我市居民健康知识和技能水平，您被选中参加本次调查。您的参与对我们非常重要，回答的内容将会被严格保密，不会对个人产生任何不利影响。调查结果是评价我市居民健康素养水平、制定卫生相关政策的重要依据。

如果您愿意参加本次调查，请签名 _____，日期 _____。

感谢您的支持与配合！

调查员：　　　　调查日期：

质控员：　　　　核查日期：

调查员填写：

15～69岁家庭成员登记表

姓名	性别 1=男 2=女	年龄	家庭成员编号

填写家庭成员登记表、抽取调查对象法：

1. 只填写15～69岁常住人口

2. 先填男性，按照年龄从大到小顺序

3. 再填女性，按照年龄从大到小顺序

4. 给表格中的家庭成员顺序编号

5. 对照分配的KISH表代码，找到KISH表指示的家庭成员序号，该家庭成员即为抽取的调查对象

6. 对抽取的调查对象进行问卷调查

□ G01.15～69岁家庭成员数：_____人。（与上表的总人数相同）

□ G02. 分配给该家庭的KISH表代码是：

　　　①A　　　②B1　　　③B2　　　④C

　　　⑤D　　　⑥E1　　　⑦E2　　　⑧F

对抽中的家庭成员开始问卷调查

一、判断题（请在您认为正确的题目后的括号内划"√"，认为错误的划"×"）

A01.预防流感最好的办法是服用抗生素（消炎药）。（　　　）

A02. 保健食品不是药品，也不能代替药品治病。（　　　）

A03. 输液（打吊针）疗效好、作用快，所以有病后要首先选择输液。（　　　）

A04. 水果和蔬菜的营养成份相近，可以用吃水果代替吃蔬菜。（　　　）

A05. 正常人的体温在一天内可以上下波动，但是波动范围一般不会超过1℃。（　　　）

A06. 儿童青少年也可能发生抑郁症。（　　　）

A07. 长期睡眠不足不仅会加快衰老，还会诱发多种健康问题。（　　　）

A08. 居民可以到社区卫生服务中心（站）和乡镇卫生院（村卫生室）免费获得健康知识。（　　　）

A09. "久病成良医"，慢性病患者可以根据自己的感受调整治疗方案。（　　　）

A10. 健康体检发现的问题和疾病，如没有症状，可暂时不采取措施。（　　　）

二、单选题（每题后面给出的4个选项中，只有1个正确答案，请在相应选项序号上打"√"。如果不知道，请选择④）

B01. 关于健康的概念，描述完整的是：

①健康就是体格强壮，没有疾病　②健康就是心理素质好，体格强壮

③健康不仅是没有疾病，而是身体、心理和社会适应的完好状态

④不知道

B02. 通常情况下，献血者要到进行无偿献血。

① 医院　②血液中心（血站）或其献血车

③ 疾病预防控制中心　④ 不知道

B03. 乙肝可以通过以下哪些方式传染给他人？

①与病人或感染者一起工作、吃饭、游泳

②可以通过性行为、输血、母婴传播

③同病人或感染者说话、握手、拥抱　④不知道

B04. 关于自测血压的说法，错误的是：

①自测血压对高血压诊断有参考价值

②高血压患者定期自测血压，可为医生制定治疗方案和评价治疗效果提供依据

③高血压患者只要自测血压稳定，就可以不用定期到门诊进行随访治疗了

④不知道

B05. 关于吸烟危害的说法，哪个是错误的？

①烟草依赖是一种慢性成瘾性疾病　②吸烟可以导致多种慢性病

③低焦油卷烟危害比普通卷烟小　④不知道

B06. 下列哪项不是癌症早期危险信号？

①身体出现异常肿块　②不明原因便血

③体重增加　④不知道

B07. 发生煤气中毒后，救护者首先应该怎样处理煤气中毒的人？

① 给病人喝水　② 将病人移到通风处

③ 拨打 120，送医院治疗　④ 不知道

B08. 对肺核病人的治疗，以下说法正确的是：

① 没有优惠政策　②国家免费提供抗核药物

③ 住院免费　④不知道

B09. 从事有毒有害作业时，工作人员应该：

① 穿工作服　②戴安全帽

③ 使用个人职业病防护用品　④ 不知道

B10. 缺碘最主要的危害是：

①患上"非典"　②影响智力和生长发育

③引起高血压　④不知道

B11. 剧烈活动时，会因大量出汗而丢失体内水分。在这种情况下，最好补充：

① 白开水　② 含糖饮料　③ 淡盐水　④ 不知道

B12. 关于国家基本公共卫生服务的理解，错误的是：

①在大医院开展

②城市在社区卫生服务中心（站）开展，农村在乡镇卫生院、村卫生室开展

③老百姓可免费享受　④不知道

B13. 下列哪种情况下，应暂缓给儿童打疫苗：

①哭闹时　②感冒发烧时　③饭后半小时内　④不知道

B14. 出现发热症状，正确做法是：

①及时找医生看病　②根据以往经验，自行服用退烧药

③观察观察再说　④不知道

B15. 当患者依照医生的治疗方案服药后出现了不良反应，正确的做法是：

①自行停药　②找医生处理　③继续服药　④不知道

B16. 某地发生烈性传染病，以下做法正确的是：

①这个病与我无关，不必理会　②如果我是当地人，就会关注疫情

③不管是否是当地人，都需关注疫情变化　④不知道

B17. 警示图表示：

①该场所易发生火灾

②该场所某区域存在易爆物，不允许靠近

③该物品具有毒性或该场所存在有毒物品

④不知道

B18. 全国统一的免费卫生热线电话号码是：

① 12315　② 120　③ 12320　④不知道

B19. 以下关于就医的说法，错误的是：

①尽可能详细地向医生讲述病情

② 如果有以往的病历、检查果等，就医时最好携带

③为了让医生重视，可以把病情说得严重些　④不知道

B20. 某药品标签上印有"OTC"标识，则该药品为：

①处方药，必须由医生开处方才能购买

②非处方药，不用医生开处方，就可以购买

③保健品　④不知道

B21. 流感季节要勤开窗通风。关于开窗通风，以下说法错误的是：

①冬天要少开窗或不开窗，避免感冒

② 开窗通风可以稀释室内空气中的细菌和病毒

③开窗通风可以使阳光进入室内，杀灭多种细菌和病毒

④ 不知道

B22. 用玻璃体温计测体温时，正确的读数方法是：

①手持体温计水银端水平读取　②手持体温计玻璃端竖直读取

③手持体温计玻璃端水平读取　④不知道

B23. 刘大妈在小区散步时，被狗咬伤。皮肤有破损，但不严重。以下做法正确的是：

① 自行包扎处理　② 清洗伤口，尽快打狂犬病疫苗

③ 伤口不大，不予理睬　④ 不知道

B24. 关于超过保质期的食品，以下说法正确的是：

① 只要看起来没坏，就可以吃　② 只要煮熟煮透后，就可以吃

③ 不能吃　④不知道

B25. 皮肤轻度烫伤出现水泡，以下做法正确的是：

①挑破水泡，这样恢复的快　②水泡小不用挑破，水泡大就要挑破

③不要挑破水泡，以免感染　④不知道

B26. 发生火灾时，以下应对方法正确的是：

①用双手抱住头或用衣服包住头，冲出火场

②不能乘坐电梯逃生

③边用衣服扑打火焰，边向火场外撤离

④不知道

三、多选题（每题有 2 个或 2 个以上正确选项，请在相应选项序号上打"√"。如果不知道，请选择⑤。）

C01. 关于促进心理健康的方法，以下说法正确的是：

① 生活态度要乐观

② 把目标定格在自己能力所及的范围内

③ 建立良好的人际关系，积极参加社会活动

④ 通过吸烟、喝酒排解忧愁　⑤不知道

C02. 以下关于就医的说法，正确的是：

①不是所有的病都能够治愈　②治疗疾病是医生的事，与病人无关

③医院就是治病的地方，治不好病就是医院的责任

④生老病死是客观规律，需要理性看待诊疗果　⑤不知道

C03. 关于肝脏描述，以下说法正确的是：

①能分泌胆汁　②有解毒功能

③是人体重要的消化器官　④肝脏有左右两个　⑤不知道

C04. 孩子出现发热、皮疹等症状，家长应该：

①及时去医院就诊　②应暂停去幼儿园

③及时通知孩子所在幼儿园的老师　④可以让孩子照常去幼儿园

⑤不知道

C05. 下面的说法，正确的有：

①老年人治疗骨质疏松，为时已晚

②骨质疏松是人衰老的正常生理现象

③中老年人饮奶可以减少骨质丢失

④ 多运动可以预防骨质疏松

⑤不知道

C06. 选购包装食品时，应注意包装袋上的哪些信息？

①生产日期　②保质期　③营养成分表

④生产厂家　⑤不知道

C07. 发现病死禽畜，应做到：

①不宰杀，不加工　②不出售，不运输　③不食用

④煮熟煮透可以吃　⑤不知道

C08. 遇到呼吸、心跳骤停的伤病员，应采取哪些措施？

①人工呼吸　②胸外心脏按压　③拨打急救电话

④给予高血压治疗药物　⑤不知道

C09. 吃豆腐、豆浆等大豆制品的好处有：

①对身体健康有好处

②对心血管病患者有好处

③增加优质蛋白质的摄入量

④可以治疗疾病　⑤不知道

C10. 运动对健康的好处包括：

①保持合适的体重　②预防慢性病　③减轻心理压力

④改善睡眠　⑤不知道

C11. 某报纸上说，任何糖尿病患者通过服用某降糖产品，都可以完全治愈。看到这条信息后，以下哪些描述是正确的？

①这条消息不可信

②这消息真好，赶紧去告诉糖尿病朋友

③向社区医生咨询、核实

④赶紧去购买　⑤不知道

C12. 咳嗽、打喷嚏时，正确的处理方法是：

①用手直接捂住口鼻　②用手帕或纸巾捂住口鼻

③用胳膊肘弯处捂住口鼻　④不用捂住口鼻　⑤不知道

C13. 以下关于就医的说法，正确的是：

①一生病就应该去大医院

②应尽量选择附近的社区医院诊疗，必要时再去大医院

③后期康复治疗时，应回到社区进行管理

④后期康复治疗时，应该去大医院　⑤不知道

C14. 母乳喂养对婴儿的好处：

① 母乳喂养可以使婴儿少生病

② 母乳是婴儿最好的天然食品

③ 婴儿配方奶粉比母乳营养更丰富

④ 母乳喂养可增进母婴感情，有利于婴儿心理发育 ⑤不知道

C15. 保管农药时，应注意：

① 农药应保管在固定、安全的地方

② 农药不能与食品放在一起

③ 如果手上不小心沾染了农药，只要皮肤没有破损，就不用冲洗

④ 农药要放在小孩接触不到的地方 ⑤不知道

C16. 在户外，出现雷电天气时，以下做法正确的是：

①躲在大树下 ②远离高压线 ③避免打手机

④站在高处 ⑤不知道

四、情景题（请您先阅读材料，然后回答相关问题。单选题只有1个正确答案，多选题有2个或2个以上正确答案。请在相应选项序号上打"√"。如果不知道，单选题请选择④，多选题请选择⑤）

BMI 指体质指数，是目前国际上常用的衡量人体胖瘦程度以及是否健康的一个标准。具体计算方法是以体重（公斤，kg）除以身高（米，m）的平方，即 BMI= 体重 / 身高 2 (kg /m2)。对于中国成年人，BMI<18.5 为体重过低，18.5 ≤ BMI<24 为体重正常，24 ≤ BMI<28 则为超重，BMI ≥ 28 为肥胖。

D01. 李先生，45 岁，身高 170 厘米，体重 160 斤（80 公斤），他的 BMI 该怎样计算？（单选题）

① $(80)^2$ /170=37.6 ② $80/(1.7)^2$=27.7

③ $160/(1.7)^2$=55.4 ④ 不知道

D02. 参照中国成年人体质指数的标准，李先生属于：（单选题）

① 肥胖 ② 体重正常 ③ 超重 ④ 不知道

束带 D03. 李先生要控制体重，可以采取以下哪些方式？（多选题）

① 不吃主食 ② 每天运动至少半小时

③ 减少油脂摄入 ④ 只吃蔬菜水果 ⑤ 不知道

D04. 李先生容易患以下哪种疾病？（单选题）

① 高血压 ② 骨质疏松 ③ 胃溃疡 ④ 不知道

五、基本情况

F01. 性别：①男 ②女

F02. 出生年月：_____年____月

F03. 您的民族：

①汉族 ②回族 ③苗族 ④维吾尔族

武汉市居民健康素养监测报告

⑤ 满族　⑥ 壮族　⑦ 其他 _____

F04. 您的婚姻情况：

① 未婚　② 已婚③ 分居　④ 离异　⑤ 丧偶

F05. 您的文化程度：

① 不识字或识字很少　② 小学　③ 初中

④ 高中 / 职高 / 中专　⑤ 大专 / 本科　⑥ 硕士及以上

F06. 您的职业是：

① 公务员　② 教师　③ 医务人员　④ 其他事业单位人员

⑤ 学生　⑥ 农民　⑦ 工人　⑧ 其他企业人员

⑨ 其他

F07. 您的家庭人口数 _____ 人

F08. 过去一年，您家庭年收入大约是 _____ 元

F09. 您是本地户籍吗？①是　②否

F10. 您现在是否患有以下慢性病？（可多选）

① 没有患慢性病 → 跳至 F12

② 高血压　③ 心脏病　④高血脂　⑤ 脑血管疾病（如中风、脑梗塞、脑血栓等）

⑥ 糖尿病　⑦ 恶性肿瘤　⑧ 抑郁 / 焦虑　⑨ 慢性阻塞性肺疾病

⑩ 支气管哮喘　⑪ 间质性肺疾病　⑫ 睡眠呼吸障碍　⑬ 其他

F11. 您第一次被确诊患慢性病，到现在有_____年。（不足 1 年，填"半年"）

F12. 在过去一年里，您认为自己的健康状况：

① 好　② 比较好　③ 一般　④ 比较差　⑤ 差

调查到此束。再一次感谢您的支持与合作！

106

后 记

　　居民健康素养水平是《"健康中国 2030"规划纲要》和《健康中国行动（2019-2030年）》中的一项重要卫生健康监测指标。具备基本健康素养水平者既能掌握基本健康防病知识，知道如何开展自我健康管理，也能在面对各种相关讯息时不信谣、不传谣，采取正确应对措施，这对个体和社会都有重大意义。本报告的定位是兼顾学术性与实践性，既能掌握全市居民健康素养水平，了解不同区域、不同人群健康素养现状及其影响因素，又能为政府部门制定卫生健康政策提供重要依据。

　　这本书从最初的动议到最终的出版都得到了编委会全体成员的积极参与和大力支持，还要衷心感谢武汉市卫生健康委员会、武汉市各区疾控中心及黄陂区健教所的各位同仁、全市所有参与健康素养监测的社区卫生服务中心 / 乡镇卫生院的相关人员以及配合调查的每一位居民，同时也感谢所有关注和支持本书的朋友，谢谢各位的指导帮助与默默付出！

　　有效提升居民健康素养是推进健康中国建设的应有之义和先导工作，也是我们编撰这本书的初心。本报告以青年学者居多，由于经验不足，难免存在不成熟之处。展望未来，我们将继续做好居民健康素养监测工作，不断总结教训和积累经验，力争使以后的研究报告更加完善。

　　道阻且长，行之将至。打造好健康城市，健康中国才能水到渠成。望各位同行和读者多提宝贵意见，唯有融合更多智慧，才能推动全民健康素养建设更上一层台阶！